U0331871

全部生命系列

真原医

21世纪完整的预防医学

杨定一 / 著

Primordia Medicine

The Most Comprehensive Preventive Medicine of the 21st Century

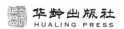

华龄出版社
HUALING PRESS

图书在版编目（CIP）数据

真原医:21世纪完整的预防医学 / 杨定一著；

陈梦怡编 . -- 北京：华龄出版社 , 2019.12

ISBN 978-7-5169-1512-7

Ⅰ . ①真… Ⅱ . ①杨… ②陈… Ⅲ . ①预防医学

Ⅳ . ① R1

中国版本图书馆 CIP 数据核字 (2019) 第 293060 号

北京市版权局著作权合同登记号　图字：01-2020-4824 号

策划编辑	颉腾文化		责任印制	李末圻
责任编辑	董　巍			

书　　名	真原医:21世纪完整的预防医学	作　　者	杨定一
出　　版 发　　行	华龄出版社 HUALING PRESS		
社　　址	北京市东城区安定门外大街甲 57 号	邮　　编	100011
发　　行	（010）58122255	传　　真	（010）84049572
承　　印	文畅阁印刷有限公司		
版　　次	2021 年 5 月第 1 版	印　　次	2022 年 6 月第 6 次印刷
规　　格	640mm × 910mm	开　　本	1/16
印　　张	16	字　　数	198 千字
书　　号	978-7-5169-1512-7		
定　　价	69.00 元		

路　程

台塑集团副总裁　王瑞华

终于等到这本预防医学书籍的出版!

写书,一直是定一的心愿,希望有机会整合古今中外的智慧并能与当今的科学结合,以简单易懂的文字,将他多年来的探讨、理解加上科学的认证与朋友们分享,希望或许能像他一样,解开存在于我们内心中的一些困扰与迷惑。

定一,一生从未停止过追求真理。5岁时,当一般孩童都还在似懂非懂的时期,他就已经在探讨人生大事,追问着母亲"人为什么活着"。定一从小就对人类生存的意义、生存如何减少痛苦、如何能够活得更好更快乐充满了求知的兴趣。

定一全家是在他7岁时就移民巴西,父亲杨正民教授任教于巴西利亚大学。住在大学的教师宿舍里,加上有着英文与葡文的基础,定一从小就喜欢研读各类的教科书、图书馆藏书与科学杂志。12岁那年,他已经决定未来要走向医学研究,希望能进一步了解困扰人类多时的癌症细胞——它是如何形成的,自身的免疫系统又是如何杀死病变细胞的,希望研究能带来医学的突破,减少人类的病痛。为了追求他的梦想,他当时写信给在美国洛克菲勒大学从事教学与研究的寇恩教授（Dr. Zanvil A. Cohn），表达了他对寇恩教授研究的重要性与突破的钦佩，并希望大学毕业后能追随他做研究。

如他所愿，当他 19 岁拿到医学博士后即顺利进入美国洛克菲勒大学攻读第二个博士学位，在寇恩教授指导下研究发现了 T- 淋巴细胞与自然杀伤细胞如何杀死外来入侵体内的病毒和癌症细胞，并在洛克菲勒大学创下两年拿下博士学位的纪录。

洛克菲勒大学虽小，但它却拥有全世界很多诺贝尔医学奖得主，是一个随时都有着重大研究突破、极具挑战性与脑力激荡的大学。定一在大学研究、任教的十多年时间里，有着年轻人的冲劲，更充满了对研究的热忱，以前刚认识他时常看到他在周末夜晚，当年轻人都去派对狂欢时，他一个人在实验室里，一边听着 20 世纪 80 年代的轻音乐，一边做着实验。他告诉我说，那时内心的宁静与充实，是他一生永远无法忘怀的。也因此，他每年必定都有二三十篇的论文在知名的杂志上发表，并在 27 岁那年就当上了大学的系主任。至今他对 T- 淋巴细胞和自然杀伤细胞如何杀死癌症细胞的发现与研究，在医学教科书内已成为普遍必读的医学知识。

一个对于科学充满信心，热衷于研究又已有相当成就的科学家，要能够跳出自己的研究，看清楚自己的研究是否有一天真能解决这人类最棘手的病痛并不容易。虽然已被公认是一位免疫与癌症专家，但他也渐渐明了，就是有最新最好的发现与药物来杀死癌症细胞，但如果病人本身无法产生并维持健全的免疫系统，最后还是无法痊愈。

因此，他体会到了人体的奥妙，就是有最好的药物能够在短时间杀死大量的癌症细胞，最后还是要靠自身培养出健康的身体体系才能战胜病痛。而更进一步，则是要追求如何在平常就保持健康的身体，有良好的防御能力，使随时都会在体内形成的病变细胞无法在体内生存。

这个理解对定一来说是一个极大的挑战，特别是 20 世纪主流的西医一向着重于疾病的诊断与医治而非如何保持健康的身体，一生的医学背景在此时却无法做出太大的贡献。

困难从来无法阻挡定一的求知欲望，西医无法提供答案，他则从不同角度切入。看过上万本古今中外、各类各别的书，他常常不食不眠，从几千年前的哲学、宗教、医学书籍到最新的医学、数学、物理科学论证，从自身在实验室求证到打坐、静心体验，他不断地吸取知识，深思、体会，直到融会贯通，最后必然露出恍然大悟的微笑，接着又再进入另一个议题的挑战。在这段时间，每天家里随着邮差的到来都要增加好几本新书，虽然书架不断地增加，但藏书也不断增加，多到没有地方存放。

今天出版的这本书将是他许许多多尚未与读者分享的第一本书。定一的用心，希望读者在书本中能和我一样体会到。在这里随笔和各位朋友分享他对生命的热爱、探讨真理的路程，也让我仿佛又重新经历了他这一生从对科学物质的探讨走到对自我的了解与修正，或许走了一圈必须又回到他小时候的疑问"人为什么活着？"

科学的先行者——杨定一博士

台湾大学前校长　李嗣涔

2000 年 7 月，当我还在担任台湾大学教务长的时候，我把自己从 1988 年起所做气功及"特异功能"如手指识字、意识微雕、生物意识工程等 12 年的研究成果整理出书，书名《难以置信——科学家探寻神秘信息场》。出版 2 个月后，有一天我的同事——国企系的汤教授来问我，王永庆董事长的女儿王瑞华及她的夫婿长庚生物科技董事长杨定一博士看了我的书，觉得很有兴趣，想请我吃个饭大家聊一聊，我那个时候对我的发现恨不得与所有有兴趣的人分享，自然很快答应了。

见面后发现杨博士及夫人都很年轻，大概才四十出头，他先给了我几篇他于 20 世纪 80 年代在洛克菲勒大学做免疫学研究时在世界顶尖期刊《科学》《自然》所发表的论文，描述白细胞所产生一种特殊的蛋白质武器"穿孔素"杀死肿瘤及受病毒感染的细胞的机制。我想他的目的是告诉我他不只是做生意的商人，而且是学有专精的学者及科学家。我于是把过去 12 年的奇遇及做"特异功能"研究时的所见所闻包括信息场的发现，详细地讲述给两位听。杨博士静静地听完后，淡淡地说："我也讲一些我的研究给你听听。"接下来我所听到的故事，不但有信息场的探索，比我发现的还要深入、还要更根本；还有经过处理的水的一些奇妙的特性与古埃及流传下来的一些知识的关系。并让我见识一下这样的水做成的产品，并滴一滴在我的舌头上，我感觉这滴水一碰到舌头，瞬间消失于舌头黏膜之下。另外，他也提到微量元素的神奇效果。这些现象及故事真让我瞠目结舌，回去以后几天睡不着觉。

我想我已经够怪了，勇闯科学的禁地十多年，受尽正统科学界的打击，没想到还有人更怪，不但比我更早闯入，在科学上还远远领先我的研究。于是我决定多了解这个人。

不久我马上发现，我面对的是一个天才中的天才。杨定一博士的人生堪称由一连串惊叹号组成：7岁由中国台湾随父亲移民巴西，13岁考上巴西利亚医学院，21岁取得美国纽约洛克菲勒—康奈尔医学院生化、医学双博士，20世纪80年代他27岁时就担任洛克菲勒大学分子免疫及细胞生物学系主任，在那些年中，他研究免疫反应中细胞（如白细胞、淋巴细胞）杀伤系统及细胞内自杀系统的关联性，最高峰在一年中发表数十篇科学论文在世界顶尖期刊《科学》《自然》《细胞》等上，而如今在台湾地区只要有一篇登在这些期刊都要上报发布新闻，由此可见他的惊人科学成就。2011年诺贝尔生理医学奖就颁给他在洛克菲勒的好友——当年一起研究不同免疫反应的拉尔夫·史坦曼医师与另二位免疫专家，可以说杨定一博士的科学成就已到达诺贝尔奖级。

第一次见面的那天，他告诉我的小部分内容我要到4年以后才知道他讲的现象与挠场相关，有部分内容如经过某些材料处理过的水可以成为小分子水，几年后我用磁共振技术测量获得证实。但是那天他讲的大部分内容在多年以后的今天，我还在摸索中，我的感觉是，他是科学的先行者，掌握了一些人体身心灵科学的秘密，是超出现代科技10年、20年的知识及技术。

这次杨博士把过去所写的教导一般现代人如何改变生活方式、转变心念来恢复健康与福祉的文章结集整理出书，并取名"真原医"，也就是真正原本的医学的意思，他从分子矫正医学开始，由适量的天然物质来营造支持细胞正常功能的最佳环境，就可以预防及治疗疾病。故由饮食的新概念、姿势与消化系统的健康到修身、修心到身心灵的全面诊治，包含练功静坐到行为心性的改变，描绘出了一个恢复整体健康的蓝图。看来有些熟悉，但正如作者所说"真原医"既是古代也是现代，既属常识也属专业，既是神学也是科学，我深切了解作者是有资格讲这样的话，我努力从文章中找出他透露先进知识或研究的蛛丝马迹，倒也让我发现一些：在第 11 章"身心共舞"中他声称宇宙有四种主要作用力：强作用力、弱作用力、电磁力、重力，还有"真原场"又可称为"意识场"或"慈悲场"，这与我所提出的"信息场"几乎是同样的概念但又更深一层；第 1 章的"顺势疗法"及分子矫正医学所提微量元素的重要性；第 12 章"教育中的感恩种子"提到孩童每天二三十分钟经典朗读的惊人效果。

这是杨博士的第一本著作，从彻底改变心念才能真正恢复健康的"真原医"观点出发，替他所了解的宇宙实像做了初步的阐述，大家如果能遵照奉行，想必能够恢复身心的健康，过比较快乐的生活。我希望有一就有二，我苦思了 10 年不得解的问题能从他以后的著作中逐步解密。

杨定一

出版本书乃希冀能借此与读者分享一些现代人所需的健康与生活概念。书中知识是前人所累积的智慧，其源自世界各地古老文化并经过千锤百炼。虽然我曾尝试以现代的科学信息更新这些知识，但观念中的真理，却是亘古不变。

全书的核心在于明白"**只有彻底转变心念，才能恢复健康与福祉！唯有全心全意，身体力行追求平衡的生活模式，才能真正恢复健康**"。换言之，要达到最佳的健康境界，必须全方位改变我们的生活：包括饮食、运动、呼吸、思想与情绪管理。总之，要从生活中每一件事做起。

健康需要借由彻底改变生活规范、看待世界的角度与日常生活方式来获得，因此健康也正是这种发自内心改变的成果。如此说来，健康是要主动追求而无法被动获得。此外，健康也是一种综合指标，说明我们日常的生活与思考方式，而不仅是以毫无生命的实验数据所证明的身体状态。我要说明的是，健康不只是身体表相也是心理状态；两者事实上是一体却也彼此影响。环境与周遭的健康也同样会影响个人健康，而个人的健康也与地球、社会整体的健康有关。反过来说，生理与心理都真正健康的人，自然也会协助恢复环境与周遭事物的健康。

这里对健康的定义或许较读者所熟悉的定义广阔。但是，对全世界千千万万的人而言，他们早已在日常生活中力行老祖宗保持身心健康的方法，这可能是再自然不过的常识。毕竟要保持最佳健康，还是离不开基本的常识！令人惋惜的是，随着多年来科技的发展与生活脚步的加快，我们可能已失去这项自然本能或常识，反而以前所未有的狭隘方式来界定健康。

本书旨在以各种方法，提醒我们回到自我——相信生存与追求健康的本能，即使身处于疯狂又无可逆转的世界，也不会在此过程中迷失自我或失去健康。

只要想想看，人类史上从未有像现在如此快速的生活步调，过去50年来科技的进步已远超过整个人类历史。因此，我们也合理怀疑人们在调适身心时，所面对的挑战是人类进化史上前所未有的复杂。

尽管现代医学已如此的进步，但还是有各种慢性疾病持续困扰我们且有年轻化的趋势。这些疾病不只是忧郁与心理疾病，还有退化性疾病、癌症、心脏血管与新陈代谢失调等疾病。

人类也从没有像现在这样如此不快乐，以及对未来的不确定如此焦虑。以上种种导致一种疾病状态，那是无法单纯只依赖药物而能医治的。

————

我是一个接受专业西医训练的医生。事实上，在早期的学医过程中也曾接受各种传统医学的训练。因此，我绝不否定西方医学，而是觉得有必要接纳医学古今中外的各个领域。**我采取整合方法，希望将人视为一个整体，而不是分解成各个器官与系统。我们作为病患时，没有人会希望身体被分解成各个器官来看待；我们需要的是整体疗愈，包括身、心、灵。**尽管现今医学在特定领域已达高度的奇迹，却仍然有急迫的需要来恢复医学的完整与和谐。除此之外，很清楚地，我们也需要身心的统合。

我相信全方位的医学是结合全世界所有的医学奇迹，是没有界限的，也必须是兼容并蓄，不会有门户之见。因此，对我而言，没有所谓的传统、非传统、东方、西方或甚至所谓的秘教医学，只有能够真正发挥成效的医学。在定义上，其实医生也是科学家，因此必须以开放的态度，面对各种追求健康的方法。多年来，我曾邀请多位医生以自己及病患为对象，用科学方法检验健康的传统定义；其结果稍后将在本书中摘述。能以开放的态度接收信息的医生，都能成功维持自身及病患的健康。

在这里，我要讨论的是一个人的全方位治疗，而不只是局限于某一系统或器官的观点。我认为疾病虽然只有局部症状显现，但表示整个身体或系统出现失衡。因此，所有疾病都必须由治本做起。对年轻的医生，我一直以"治人先治己"这句格言相与勉励。我的意思是以前的医生都从治疗自我身心做起。换句话说，好医生必须能够力行对病患的建议。

我很早就开始研究所谓的非传统医学，也有幸服务于多个享负盛誉的组织与机构，如美国国家卫生研究院与其他机构。本书所要公开的资料，虽非全新的材料，却也是历久弥新。许多推广健康的活动，往往欠缺实行细节，或因主办人的个人偏爱而忽略健康的重要元素。就我的经验，本书中提及的任何健康细节都是不容忽略的。例如，在运动方面，身体的关节必须放松与伸展，经多年研究，我发现一个很有效的方法就是被称为"螺旋运动"或"螺旋动力学"（vortex dynamics）的扭转运动，可达到很大的伸展效果。

再举一个例子，我的饮食观念是要达到"均衡"。根据已知最先进的科学信息，矿物质与微量元素都是健康的关键所在，但现在追求完整身心健康的修炼者，对这方面却未必完全了解！

综合整体的知识，包括古代与现代、自然与精神及身体与情绪，我发现其所创造的医学名称也是撷取古人智慧，根据今日的标准与用语，再加以改良。

与所有其他医生一样，我的早期背景也是所谓的"化约论医学"（reductionist medicine），这种医学将整体简化成许多部分，最好能简化成分子与原子。因此，我在纽约市的洛克菲勒大学—康奈尔医学院长期服务期间，在这个已有近30位诺贝尔奖得主的医学殿堂，我有幸为免疫学领域贡献一些重要的发现，而今天这些发现已被纳入每一本生物与医学的教科书中。

20世纪80年代，我与两位科学家在研究细胞的暗杀系统时首度发现白细胞(特别是淋巴细胞)会产生一种特殊的蛋白质武器"穿孔素"（perforin），它能够杀死肿瘤以及受病毒感染的细胞，并对穿孔素进行了包括蛋白质纯化、蛋白质测序、生化机转、转基因、基因敲除等完整深入的研究后，不仅发现动物的细胞免疫（cellular immunity，如T细胞、自然杀伤细胞）与体液免疫（humoral immunity，如B细胞、抗体系统）中都拥有此类蛋白质武器系统，而且对于疾病的发生来源进行了详细的研究，现今该发现已普遍地被运用在癌症治疗上。此外，我们进一步发现此武器系统竟然是自然界中一般微生物（包括变形虫、细菌、真菌等）杀灭敌人的共同机制！

继此之后，我又发现当白细胞碰触到病原细胞表面时，会启动病原细胞内一组特殊的基因，最后竟然引起病原细胞的自杀死亡！我深入研究这一组特定的自杀基因后，发现竟然与存在于自然界中所有生物细胞内能引起细胞凋亡（apoptosis）的自杀基因完全相同，这个发现可以完整解释自然机制中细胞的杀伤及自杀系统之间的关联性！

这段时间真的令人非常振奋，在我的实验室中几乎每天都有与生物或医学相关的新发现。我们在科学研究最高峰期间，一年发表超过50篇重要科学论文在指标性国际科学期刊如《科学》（*Science*）、《细胞》（*Cell*）、《自然》（*Nature*）、《美国国家科学院院刊》（*Proceedings of the National*

Academy of Sciences，*PNAS*）等，其中有许多篇被刊登为封面专题，那都是我们努力的成果。

洛克菲勒大学腹地虽小，在其独特且浓厚的学术研究风气下，我们每天都有精彩的科学发表，还有许多同事对医学发展有深远的贡献。

2011年10月3日诺贝尔委员会公布该年的诺贝尔生理医学奖，就是由我在洛克菲勒的好友拉尔夫·史坦曼医师（Ralph Steinman）与另两位免疫专家共享这项殊荣。得知他获奖的消息很是为他开心，立即拨电话想传达恭喜之意，但电话另一端却传来令人震惊的信息，拉尔夫在奖项揭晓的3天前因胰腺癌辞世，尚不知自己已获得这项科学家梦寐以求的荣耀。

我的心情瞬间由喜悦转为沉重，感叹命运的安排真是喜悲交集。诺贝尔委员会在1974年改变规章，不再颁奖给已辞世者。今年诺贝尔委员会投票定案时，并不知道拉尔夫已辞世，这也是新规章后首度颁奖给辞世者。如果委员会在公布名单前获知拉尔夫与世长辞，拉尔夫可能与此殊荣无缘，现今获此荣耀却遗憾地未能得知。

拉尔夫曾规划来台探访我，可惜因诊断出胰腺癌而未能成行。回想40年前我和拉尔夫在洛克菲勒布朗克实验室4楼狭隘的空间中，数不清有多少个夜晚，两个热衷科学的年轻人隔着实验桌埋首于研究中，拉尔夫正进行树突状细胞（dendritic cells）的研究，我则尝试解开自然界杀伤细胞杀伤系统之机制。那时他是来自哈佛大学的年轻医生，我刚取得生化、医学双博士。我们的指导老师寇恩博士（Dr. Zanvil A. Cohn）不仅是巨噬细胞生物学之父，更是有资格获得诺贝尔奖的免疫学大师。

20世纪80年代，我搬到2楼设立新的研究中心，拉尔夫和我各自的实验室都是当时发表最多免疫研究的单位，虽吸引各界目光，却也引起不少质疑。令人安慰的是日后科学都验证我们各自的大胆推论是正确的。

除了拉尔夫，在布朗克实验室还有许多杰出且获颁诺贝尔奖的同事，如 3 楼是与我共同开课"细胞生物学"（Cell Biology）十多年的老朋友，发现蛋白质如何在细胞内运送的布洛贝尔（Günter Blobel，1999 年诺贝尔奖得主）。5 楼有发现辅酶 A 的李普曼（Fritz Lipmann，1953 年诺贝尔奖得主）。6 楼有证明细胞核糖体是蛋白质合成之工厂的帕拉德（George Palade，1974 年诺贝尔奖得主）。7 楼有发现溶酶体的德·迪夫（Christian deDuve，1974 年诺贝尔奖得主）。9 楼则有阐明免疫球蛋白结构的埃德尔曼（Gerald Edelman，1972 年诺贝尔奖得主）。

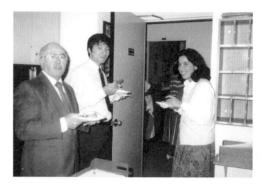

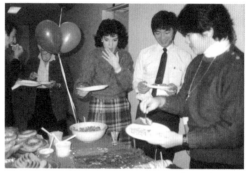

读者朋友们可别误会 8 楼并无重大突破，事实上其研究是科学界相当关键的里程碑。8 楼的马卡蒂（Maclyn

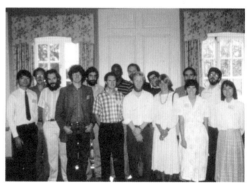

于洛克菲勒大学期间的杨定一

McCarty）发现了 DNA 就是遗传物质，我们都看好他会因此突破性发现而获颁诺贝尔奖，可惜后来诺贝尔奖是由 DNA 双螺旋结构的发现者沃森（James Watson）与克里克（Francis Crick）共同获得。不论得奖与否，这些杰出科

真原医：21 世纪完整的预防医学

学家都是值得我们学习的榜样。

在洛克菲勒大学—康奈尔医学院服务的日子里，我一年中往往要花好几个月到世界各地发表演讲、著书与审查论文。但这些突破以及振奋过后，我很快便注意到这些研究成果竟与整体健康无关。我理解到如果缺少医学知识与养生之道的整合，我协助创造的知识并不足以恢复自身或其他人的健康。此外，愈深入钻研科学，反而可能变得机械化，也与心灵渐行渐远。

我早期曾在美国国家卫生研究院癌症研究所担任顾问工作，因而有机会参加当时由美国辅助及另类医疗中心（当时称为 Office of Complementary and Alternative Medicine，现今改名为 National Center for Complementary and Alternative Medicine）赞助的非传统医学发展与整合工作。这已经是几十年前的往事，在当时那还是一个刚萌芽的医学领域，由于太过另类或奥秘，多数医生都会拒绝加入。

后来有幸成为非传统与替代医学专题杂志《科学与医学》（*Science and Medicine*）的主编，《科学与医学》是由《科学人》（*Scientific American*）创办，它也是全球发行量最多的科学杂志之一，每月发行量都在 100 万份以上。由于早期的行政、教育与编辑经验，让我得以涉猎世界各地的主要医学流派，了解各自背后的实证依据。对我而言，医学必须有实证依据为基础，我一部分的工作便是确认所研究的每一个传统医学观念，是否有足够的实证依据。

经过研究，我发现即使身为医生也可能对于营养、运动、情绪管理等常识所知有限，并将之贬为人类行为的冷门领域，所以我必须自修这方面的知识。过去多年来，我一直有一项重要的工作，便是将我从世界各文化所搜集的知识，转化为主流医学，希望年轻的医师们不用像我那样辛苦，就能获得这方面的知识。

也许有人会认为本书提供的许多知识与实践方法，本质上都不属于医学范畴，但**我认为真实且可执行的科学，只要是有利于大众，实在不必有门户之见。这也是物理学、化学与所有其他学科所追求的"统合场"（unified field），意即能够整合人类行为各方面的知识，不论神学还是数学。所以若有矛盾，也只是在人的一念之间。**

————

本书汇整了我多年来所写与发表的文章与演讲，其中几篇是特别为病患朋友所写，几篇是应杂志、报纸邀约而发表的专栏文章。借此机会，真诚地感谢许多认同的媒体朋友协助预防医学的推广。由于本书设定读者群为一般民众，与过去所写的许多科学和医学著作不一样，因此，我并未采用医界所用的那种严肃学院派理论，在此祈望具有专业背景或较严谨的读者宽容与见谅。其实读者朋友若有心进一步了解或搜寻资料，可以参考的相关文献是相当丰富的。此外，本书为英文撰写后翻译成的中文，如译文未能完全捕捉原文韵味，敬请读者见谅。

出乎预料地，《真原医》竟一度成为台湾地区最畅销的书，并得到许多读者的鼓励。对于读者与市场的热烈反应，我心存感激，也真切地省思到身心健康实为大众迫切的需要。

过去有许多大陆朋友在读了繁体中文版的《真原医》后，建议此书也应与祖国大陆的读者分享。在朋友们的不断鼓励下，我才鼓起勇气进行简体中文版的发行，也很珍惜有此机会与大陆朋友分享。事实上，数十年来快速的科技发展与经济成长造就傲人的华人经济奇迹，但无形中却也带来身心上的紧绷。我个人认为，在越快速发展的大都会地区，人们健康失衡的状况越趋严重，而"心灵危机"或"心灵干旱"（spiritual drought）更成为普遍存在的问题。我期许自己能扮演"健康工程师"的角色，为朋友们的健康提供解决方案并略尽绵薄之力。希望通过《真原医》的推广，不仅能帮助读者把健康与均衡的生活方式找回来，并且心灵也能回归原始的清净自性，而这才是自我疗愈的真正开始。书中所说的一切，希望读者愿意亲身去实践与体会。

本书得以结集成书，以及进行严谨的编辑，要感谢长庚生物科技的吕欣欣老师，以及其他同仁的协助。我特别感谢陈静雯，全心全意协助我向大众推广真原医学。在这段时间，我见证她个人与许多协助我的同仁，他们在心灵上的转变。我也要感谢天下杂志群的发行人殷允芃女士及负责出版的《康健杂志》，正因为她们的坚持与鼓励，促成本书的出版。

我的父母是写作本书的灵感来源，特别是他们在生活中给予我的关怀与宽容，他们一直都以身作则，为我树立良好的榜样。我也在此感谢我的岳父岳母，一直待我如亲生儿子。

最后，我要感谢我的三个子女——元宁、元平及元培，感谢他们体谅我这个父亲经常缺席家庭活动。最重要的是要感谢我的内人瑞华，她无限的支持与鼓励，以及对我工作完全的信赖，让我得以完成本书。

壹｜重返完美平衡的原始

贰｜环境与健康

真原医：21 世纪完整的预防医学

壹

重返完美平衡的原始

01

21 世纪预防医学是健康的关键

简单却关键的观念

在 100 多年前，欧洲医院约有 1/3 到 1/2 的产妇死于产褥热。当时医界耗费了很多心力，想找出这个可怕的流行病病因，却徒劳无功。维也纳的塞麦尔维斯医师（Dr. Ignaz Philipp Semmelweis）怀疑医师的手是真正的祸首，他认为医师的手碰触过一个又一个病人，甚至解剖死亡病患的尸体，因此推论一定是医师的手藏有病原体，并将之传染给产妇。然而当时许多医师都藐视塞麦尔维斯医师的推论，认为这个想法太过简单、不可能。

但是后来事实证明，医师的手的确是产褥热的祸首。因此，塞麦尔维斯医师建立了非常彻底的洗手法，得以遏止感染的扩散。塞麦尔维斯医师的发现开创了卫生学、外科学以及妇科学的新时代！

塞麦尔维斯医师生前其推论并不被认同，死后才被拥为"女性救星"及医学领域的革命先驱。简言之，这是因为他的发现太新颖、太简单，而且太重要了。

最佳健康状态从体内环保做起

医学的发展不应只着重在疾病诊断与治疗，实际上，这是健康医学的时代，预防医学与对症疗法都是重要的医学环节。

奥地利知名医师马耶尔（Dr. Franz Xaver Mayr），穷其一生之力都在提倡"健康科学"，反对"疾病科学"。他撰写的《净化血液及其他体液》（*Cleansing the Blood and Other Bodily Fluids*）及《温和轻食》（*Moderate Elimination Diet*）是现今自然疗法运动的基石。

马耶尔医师的健康理论非常强调消化系统。我们现在的食物摄取量比以前的人多，更因为种种因素，很多食物已因缺乏天然营养素或矿物质而不完整。

过量且失衡的饮食导致我们的消化系统长期过度负担，慢慢影响到体内各个器官，进而引发种种慢性病，如高血压、类风湿性关节炎、糖尿病、动脉硬化等，很多人称之为"文明病"。

马耶尔医师呼吁，应从消化系统开始进行所谓身体的"内在清洁"。透过与全世界上百万人分享的终生计划，马耶尔医师察觉到，彻底清洁不只可以帮助原本百病缠身的病患恢复精力，也可以使正常人拥有"最佳健康"，也就是说，达到一种从客观角度和个人主观感受上都是"最佳"的状态。经过数十年的研究之后，马耶尔医师在他的《健康诊断》（*Diagnostics of Good Health*）中提出了结论，所谓健康不仅是没有生病，应该还可以简单地判定：

（1）个人健康状态偏离最佳状态多远。

（2）个人健康是否已经改善或恶化。

（3）何种因素对健康有正面或负面的影响。

为什么大部分医师喜欢用药物和器械来治疗疾病，理由已经很明显，因为目标清楚，对症下药便是。

相形之下，预防医学则需要更长时间的观察来找出身体细微的变化，所以不如传统医学普及。

幸好现在已经可以定义最佳健康，而且在未来几年中，焦点会放在开创评估"健康状态"而非"疾病状态"的客观标准。运用上面这些标准，就可以比较客观地重新定义预防医学，一般民众也能简单地自我评估。

身心灵的全面医学——真原医

几乎所有的制造业都发展了所谓的"预防与预知保养"，以使机器的使用寿命达到最大。这样的操作系统不只是预防，也可以预测工厂中的某部机器是否会有故障。在日常生活中，人们也运用许多方法评估与保养汽车状况，但却常常忽略自己的身体，等到注意时已经太迟，再也找不回健康。

事实上，健康应是主动经营落实得来，而非被动等待得到。每个人都应全心全意致力改变自己的生活习惯，接纳健康照顾的新概念，并对自己的饮食习惯、体型、运动养生法、压力管理、习气、情绪等有更深入的了解。

近百年西方医学在诊断和治疗领域上，有许多突破性的发展，也确实帮助了无数病患。但除了正统医学治疗与诊断外，推广"医于未病"的预防医学也是医学系统中重要的环节，从预防端做起更是能帮助大众免于疾病之苦。

预防医学不仅是健康的崭新观念，也是全面且完整的健康生活体悟，我们应以开放的心胸去接纳益于健康的生活细节。例如人们的问题是饮食过量而非不足，我们应摄取正确的食物帮助体内净化，而非增加身体负担；应调整呼吸方式、建立运动的习惯等。许多旧观念习惯需要被调整，并点点滴滴建立全新的保健观念。

　　我们必须不同以往，以顾及身心健康与平衡方式来教育孩子，而不是只把焦点偏重在未来的工作市场。为了地球和人类以及万物的永续生存，我们必须使生活回归自然，采取深植于和谐与条理分明的生活形态，而不是继续生活在追求物质享受的忙碌之中。唯有透过这些改变，我们才能回归充满意义、创造力以及目的的生活。

　　一旦你了解这些之后，需要很大的勇气与决心进行改变。你也需要持续不懈的训练，以维持所做的改变。因为这些正向改变，你将能充满新的活力与积极的人生观。也因此，会对自己、对家人，对身边的人、环境，以及整个社会都会有截然不同的看法，你必然也会拥有一颗充满希望、宽容、悔悟及慈悲的心。这种改变会自然地散发出来，毫不费力地散布到生活的所有层面。

　　而当我们以转变的心念重新去理解世界或帮助他人时，其实也踏出了自我疗愈的第一步。这全面且完整的健康生活体悟，是最古老却也最经得起时间考验的预防医学，我称这身、心、灵的全面医学为——"真原医"（Primordia Medicine）。

02

从分子矫正医学到真原医

传统西医与分子矫正医学

西医在过去百年中进展神速，其治疗策略就在于擅长运用药理移除或抑制症状的"对抗疗法"（allopathic），例如高血压患者就给服降血压药，用止痛剂消除疼痛，运用抗生素来治疗感染症状等。事实上，对抗疗法的确帮助了许多患者，而且也发展出许多功效卓越的药物，造福了成千上万的病患。

分子矫正医学与传统西医两者的差异在于，前者认为身体重新补充的元素能带来完全的康复，后者则认为身体需要截然不同的外来物以进行干预。

"分子矫正"（orthomolecular）一词，出自诺贝尔奖双桂冠得主莱纳斯·鲍林博士（Dr. Linus Pauling）在1968年发表于《科学》（*Science*）期刊的研讨会论文。论文中，鲍林博士主要的研究兴趣在于以大量维生素治疗心理疾病，特别是精神分裂症。他相信，脑内环境与众多心理疾病相关，只要调整体内天然营养成分的含量，就能矫正与疾病相关的化学异常。

分子矫正医学的核心观念是，提供身体大量天然营养素，便能预防并矫正各种身体缺陷或疾病。鲍林博士此举在当时被科学界的同侪忽视，然而，时隔40年后的今日，几乎可以说鲍林博士是关键性先锋。他所开启的领域不仅是成长最快速的医学领域，其影响力更是远远超过批评他的人。鲍林博士当年所开创的其实是"分子矫正精神医学"，如今，分子矫正医学的发展早已经超越了鲍林博士原本的想法，延伸到医疗健康相关的各个领域。全世界已有上百万人安全地证实了他的想法。

一股新的趋势正在成形，人们开始希望借助自身防御系统和痊愈机制来达到健康。人们也渐渐认同，对身体而言，拥有足够的天然物质，如维生素、氨基酸、微量元素、脂肪酸等，就能营造出支持细胞正常功能的最佳环境，而用适量的天然物质来预防并治疗疾病，就是最好的治疗方法。

运用生物能量治病——"顺势疗法"

"分子矫正医学"与"顺势疗法"（homeopathy）有密切的相关性，两者都认为将营养素重新导入体内后，必然会引发所谓的"好转反应"，也就是身体会产生一些急迫的改变。这代表身体正在进行痊愈所需的净化反应，包括疼痛、发烧、寒战、关节疼痛、皮肤溃烂、舌头外观改变、排泄习惯变化等。

而这些体内净化的征兆，在许多方面都与疾病的病情变化非常类似，代表好转反应与病症有类似之处，这也是"顺势疗法"一词的由来。

比较特别的是顺势疗法奉行无限小定律，物质在使用前必须经过高倍的稀释，稀释到几乎溶液中没有药物分子存在的地步，与其说是这个物质的化学性质在治病，更应该说是利用它的生物能量来治病。

顺势疗法在200年前刚发展时，高倍稀释（又称"高能激荡"，因为需要不断用力摇动药瓶）是绝对必要的，因为当时使用的治疗物质都是对身体有剧毒的物质。这些毒物之所以雀屏中选，正是因为它们能使得病症再现，这也正是顺势疗法的首要原理。为了安全使用这些毒物，唯一的方法是将它稀释到对人体无毒，但仍然能表现出模拟病征的排毒症状。

而分子矫正医学不是对毒物做高倍稀释，而是为病人提供大量营养素，以调校体内的化学平衡。由此来看，分子矫正医学因符合现今的化学定律，所以比顺势疗法更能被现代医学接受。

传统医学与非传统医学的平衡点

在传统医学和分子矫正医学之类的另类疗法之间，一定存在着一个平衡点。只要是能真正帮助人的，就值得推广。

换句话说，当选择预防保健的养生方法时，也不要偏废了常识的力量。即使是西药，只要能够发挥疗效，而且没有其他替代方式，没有道理不去用它。当然，在做这些判断前，当事人应该全面评估是否有其他更好的方案，最后应以病人的福祉作为判断的准则。

分子矫正医学应发展至下一个层次，以天然营养素来调校体内化学失衡，在疾病的控制与预防上确实能获得可观的结果。但还是要强调平衡的重要性，因为身体会这么渴求大量营养素的情况，其实还是很少见的。

天然维生素、矿物质和有机酸化合物，包括氨基酸、必需脂肪酸等的平衡搭配，会比单一元素过量使用更能产生效果，这也是为何多年来我一再推广天然、未加工食品的原因。

由内健康到外

我们应该以敞开的心胸去了解每一种科技、每一种疗法，因为只要能让当事人痊愈，彻底地由内健康到外、身心回复平衡的疗法，就是最佳疗法。

疾病并不像现在一般人想的那样，是单纯生理或心理的现象。所以，最好的疗法是要深入疾病核心，而不是只治疗疾病的征兆。

不论处理任何健康或疾病的问题时，都一定要以人的整体为考虑。只要有适当且良好的信息和沟通，相信患者和医师都会愿意选择平衡的健康观点，并将身心灵视为整体治疗的对象。这么一来，相信常见的各种健康问题都将消失。

此外，大多数传统医学所持的"简约处置"（reductionist approach），都只能提供部分的健康解答。即使是过量的维生素或其他天然营养成分，也不见得能够矫治病根。

健康不能被切割为分子和化合物而已，和谐的整体有赖身心灵平衡。人类不只是细胞的组合体，也不只是遗传程序的表现，除了肉体，我们还有智慧、创造力，所以整体平衡绝非单靠矫正化学物质就能轻易达到。

这也是**为何我多年来一直推广"真原医"，因为健康不能只靠吃药或某种营养素来维持，病人本身必须主动积极，才能维持并促进自己的健康。包括改善生活形态，每天适量运动、摄取正确的营养、彻底改变心念等，才能将疾病连根拔起。**

换句话说，唯有患者确实努力，方能挣得自己的健康和康复。健康是每个人的责任，也唯有自己，才能真正对自己的健康负责。

03
中西医合璧的整体疗法

中医或西医的就诊抉择

曾有朋友问我，在身体不适就医抉择时，是否西医较中医来得科学化呢？其实我认为并没有孰优孰劣，中西医各有其特色，只要能真正为病患谋福祉的就是最佳疗法。

一般理解中所谓的中医，其实传承了各文化最古老的智慧与丰富的实务经验。中医重视人与自然间的完美和谐，认为自然环境与气候变化会直接或间接地影响人体健康，因此会配合时令与生活习惯来调整体质，有时运用草药、针灸、按摩、推拿、气功等种种技巧来辅助。丰富且多元的草药是大自然提供的最好的礼物，配合不同体质各有相对应的草本配方，以自然的方法建立人体的防御系统和疗愈机制来防治疾病。

中医非常重视人体各部位交互间的复杂关系，视身、心、灵为不可分割的整体。在其理念中，人体如同一个和谐的小宇宙，脏腑气血间存在着相互影响的微妙关系，而如何恢复体内原有的平衡与和谐，则是要从体质调理着手。

中医着重宿主（host）的体质调理与生理状态，依据不同经络、脏腑属性和虚实寒热症状提供最适合该患者体质的诊疗，配合患者的体质分类（biotype profile）——"风、寒、暑、湿、燥、火"等症状量身诊疗，宏观地调理整体而非局部治疗。认为许多疾病根源于体质上的失衡，如何回复人体原有的均衡则是中医最精深的专业。中医的整体疗法与丰富草药知识都经历数千年的考验并成功疗愈无数患者，所以才能世世代代地被完整保留，对于古人的智慧我们应以开放的心胸肯定与尊重。

至于西医，则是对症诊疗的实证科学，针对不适的部位对症舒缓或解决问题。站在西医的观点，人体是由种种生理变量（variable factors）组合成的。生理上的种种变量会相互影响，当生理变量呈现不均衡的状态时，这也就是疾病的根源。

因应时代与患者的种种需求，西医不断地发展各科专业化，把整体细分为各部位的诊治科别，又从各科别发展出更详尽的说明与诊断。为因应患者的需求，西医除了内科、外科、妇科、儿科等专科外，又从这些专业科别发展到"次专科范畴"（subspecialty）及"次次专科范畴"（sub-subspecialty）。

在不断的发展与进步中，西医的分科日趋细分与专科化，西医以化约式（reductionist approach）将复杂的问题化约至最小，由多元变量（multivariable）化约至单一变量（univariable），多年来以化约式解答了许多生物上或医学上的问题，也帮助了无数受苦的病患。

中西医整合的未来趋势

中西医虽存在着观念与哲学上的歧异，我个人认为中西医必定会整合。

这一百多年来，西医发展趋势由粗重体（gross body）迈向微细体（subtle

body），也逐渐重视微细体与致病因子的关联性。举例来说，继 X 线检验技术发明后又发展了 X 线计算机体层成像（CT）检验，更进而发展到磁共振成像（MRI）等先进检验技术，除了提供非侵入性（non-invasive）且更精准的检验服务，更强调以微细体的机能来呈现生理状态。而过去大家认为中医理论中很玄的"体质"，现在已可以用最先进的西医检测技术来证实！

近年来，基因组学（genomics）运用基因表达分析（gene expression analysis）来分析许多生理上的变量，而这在过去被视为是不可思议的。进而又延伸到蛋白质组学（proteomics）甚至代谢学（metabolomics），更详尽地监测下游的蛋白质组与代谢物在生理上的变化，高速地分析出生物代谢体与其他可管制的影响，量测出个人体质与疾病根源的关系，不仅归纳分类出不同体质，运用这些信息更能进一步调整药物至最适当的疗效。

这个人化（personalized）的体质归纳与客制化（customized）的医疗服务，不正回到古人所强调体质与疾病的关系吗？

随着医学不断的发展，西医发展趋势会由粗重体走向微细体，由形体走向能量体，由有形走向无形。当西医越发展到微细的范畴，越会认同中医的整体疗法观念是正确的。从另一个角度来说，中医也会同意现代科学与先进科技能落实运用以帮助解决健康问题。

相信中西医的整合会带来最先进、最完整的 21 世纪医学观，会走向将身心灵视为整体治疗的整体疗法，这不但是古人的智慧呈现，也是最现代的医学。

全球同心，发展生物标记分子技术

我个人认为，随着基因组、蛋白质组与代谢体分析技术的进步，发展生物标记（biomarker）分子技术，不仅为癌症及其他疾病的早期诊断、术后评估及治疗带来新希望，而且能够以科学的角度解答中医长久以来所有关于"体质"的论述，这对于中西医的整合无疑是非常重要的里程碑，因此我决定大力推动相关的研究项目，而这需要全球学者携手共同努力。

有鉴于此，我鼓励长庚大学的同仁们与哈特韦尔教授（Prof. Lee Hartwell）全面合作进行跨国研究计划。哈特韦尔教授因其对癌症研究的重要贡献，与前洛克菲勒大学校长保罗・纳斯（Sir Paul Nurse）共同获颁2001年诺贝尔生理学或医学奖，而恰巧哈特韦尔教授也是长庚大学包家驹校长攻读博士后研究时的指导老师之一。

在与哈特韦尔教授合作的研究计划中，我们选定几种疾病如癌症、糖尿病、心血管疾病等作为生物识别特征（biosignature）的技术研究平台。其中以蛋白质组作为癌症生物指标（Cancer Biomarker Discovery Program）与全民癌症筛检早期生物指标（Last Cohort Program）两项研究议题因其重要性与影响力，在2004年亚太经济合作会议中被列为重要生命科学领域之议题（Life Sciences Innovation Forum），而且也在同年被列入人类蛋白质组学组织（Human Proteomics Organization 或 HUPO，相当于当年之人类基因组组织）工作。

此外，我们也与许多具有影响力的学者交流科学新视野。比如说，长庚大学与台湾蛋白质组学会共同举办"2010疾病标志国际研讨会暨蛋白质组年会"，我们邀约许多在国际间有卓越成就的学者共襄盛举，如哈特韦尔教授与台湾"中研院"翁启惠院长，在会中分享了生物医学技术的新观念。在生物有机化学及醣分子科学的贡献早已受国际间重视的翁院长，不仅对此次研讨会十分肯定，更提出未来长庚大学、长庚医院能与台湾"中研院"密切合作的期待。

对我来说最有趣的是，在会中我整理并分享了过去在洛克菲勒所进行的免疫系统研究、与解开杀伤细胞杀伤系统机制之经验，感觉仿佛回到洛克菲勒 20 世纪 70—80 年代研究生涯的黄金岁月。不光是唤起我对往日时光的怀念，本次研讨会能获得众多学者的一致肯定也让我充满信心，相信结合全球科学家的力量，未来医学必能整合成为中西医合璧的整体疗法，以帮助更多民众免于疾病之苦。

贰

环境与健康

04
完整的全光谱

能量源自阳光

现代人因为生活形态与居住环境的种种限制，除了休息与睡眠以外，许多日常活动几乎都是在建筑物中进行，包括上班、上学，或者多数休闲活动。因此，很少有机会可以充分接触到自然阳光，即使有机会走到户外，有些人因为观念上的偏差，也会用各种方法尽量阻挡阳光。

事实上，阳光是所有生物（包括人类）能在地球上生存与生长最重要也是最基本的条件之一。所有我们摄取的营养物质、矿物质与维生素都具有它们本身独特的能量吸收光谱。

早在 20 世纪 60 年代，因为发现维生素 C 而得到诺贝尔医学奖的圣捷尔吉教授（Dr. Albert Szent-Gyorgyi）就曾表示，"我们人体所有的能量都源自太阳的光线"。因为阳光供应植物生长所需的所有能量，植物经由这些能量合成了生存及生长必需的营养物质，同时将来自太阳的能量储存下来。植物再被动物及人类摄食，因而供应了人类生存及生长的能量所需。阳光具有红、橙、黄、绿、青、蓝、紫均衡且完整的波长和能量，可以穿透人体皮肤，进入人体内与各种化学物质、矿物质发生互动及反应，协助体内各项必需营养物质的合成，以及各种不同类型废物的分解与排出体外。因此，除了对植物生长与光合作用的影响，阳光对于人体的健康也具有相当的关键性。

阳光对人体健康到底有哪些影响呢？现代科学的研究结果证明自然的阳光会增加人体对氧气的吸收、降低心跳的速度、加速皮肤的新陈代谢，调节人体免疫功能，甚至改善肌肉的能量。同时全光谱的光源也具有杀菌的功能。1980年科学家麦克多纳博士（Dr. McDonagh）在一项研究中证明，自然阳光或全光谱的人工光线可以治疗黄疸病，因为这些光线中的特定波长可以将血液中的胆红素转变为无害的物质。

而医学专家也常提醒大家晒太阳可以促进钙质吸收，那是因为人体对于钙质的吸收主要靠维生素D。人体必须经由太阳光中的紫外线照射到皮肤后合成维生素D3，再于小肠中结合钙的吸收。如果人体缺乏维生素D，钙的吸收率就会被影响，即使食入再多的钙质也无法帮助骨骼成长。**阳光，可以说是上天送给人类的"免费营养素"**。因此，自然阳光对于儿童骨骼肌肉成长，以及预防中老年人的骨质疏松有相当大的帮助。

而另一方面，阳光也会直接影响人类心理与情绪健康。我想，多数人应该都有这样的经验，当清早起床，如果看见阳光从窗外洒进来，心情顿时开朗起来；反之，如果一整天天空都是阴阴沉沉的，那天的心情也会随之感到郁闷。

1979年，德国的霍尔维希教授（Dr. Fritz Hollwich）发表了一篇关于光线对人体影响的经典论文，霍尔维希教授证明自然光线对人体生理及心理产生的刺激及调节作用是经由眼睛所引起的，他以科学的方法证明若人体无法接受光线的刺激或者暂时受到干扰时，都能对人体生理及心理上造成不良影响。

这是因为所有生物的生理周期都是透过激素控管，而且与阳光有直接关系。当光线进入视网膜后，透过神经传导，会影响大脑里松果体的激素分泌。当光线充足时（像是白天），大脑会分泌血清素（serotonin）让人的活力充沛、心情开朗；但是到了夜晚，进入眼睛的光线减弱以后，血清素就会转变成褪黑激素（melatonin）让人沉静、容易进入睡眠。

目前已知人体至少有百种以上的生理功能是受到光线有无（白天与黑夜）的调节而表现出具有规律的周期性。若是人体长时间生活在一个明亮或黑暗的情况之下，像是一些需要经常夜间工作的族群、日夜作息不规律的人，所有具周期性的生理功能都会变得紊乱。这种影响可以说是全身性的，使得整体生理表现与外在的环境无法有很好的契合。因此，适当接受自然光的照射，保持正常昼夜节律以获得足够睡眠和维持精神健康，是十分重要的。

日照不足带来生理失序

同时，专家也发现在某些冬季日照时间较短暂的区域，当地居民因为接触到的阳光不足，人体的生物时钟就可能失序，造成内分泌失调，生理节奏混乱，更可能导致情绪障碍，情况严重的还可能会造成抑郁，甚至有自杀的倾向。

美国国家精神卫生研究所（National Institute of Mental Health）对这种心理状态有非常深入的研究，罗森塔尔博士（Dr. Norman Rosenthal）在 1981 年首次提出诊断及鉴定，并称之为"季节性情绪障碍"（seasonal affective disorder，SAD），据估计全美国至少有 2500 万人受到影响。与抑郁症不同的是，SAD 患者不会失眠或丧失食欲，反而出现嗜吃甜食、嗜睡、体重增加、缺乏性欲、退缩躲避、个性改变。有人以为它是属于人体对季节或光线的正常反应，但医学研究证明 SAD 的确是一种由于缺乏阳光而造成的病态，只要给予患者充分的阳光照射就可完全治愈。

美国婚姻家庭治疗师布莱恩·百龄（Brian Breiling）曾经建议，如果可以改变生活中光照形态，增加接触自然光照时间，就可以促进家庭生活更加美满幸福。

健康的全光谱光源

虽然现在大家生活条件与环境在各方面都较过去进步许多，但有些所谓的进步却相对地带来一些对身体健康负面的影响。例如，现今生活中，因为电视及计算机的普及，以致人们花在电视及计算机屏幕前的时间愈来愈长，走向户外时间愈来愈少。因此室内人工照明几乎取代了自然光，人体不仅牺牲了全光谱自然光对健康的帮助，也因为常常坐在计算机屏幕前数小时，造成眼睛极大的负担。而且一般所使用的室内照明光源，通常只能提供橙、绿、青三种光谱。如果长期处在不均衡的室内光源之下，不仅对身体健康没有帮助，也会感到精神无法集中、疲倦、压力大，甚至产生焦虑感。

提醒大家，**自然的阳光是促进人体身心健康的重要元素，而且这是一项上天赐予万物珍贵且最方便取得的健康资源**。以目前多数人的生活习惯而言，大部分人接受自然光照的时间是偏少的。因此，**对于想要追求健康的现代人来说，尽量把握与自然阳光接触的机会，多从事户外活动，每天最好能够接受一到两个小时的自然光照，如此不论对于情绪还是生理健康都会有很大帮助**。

05

空气三宝：臭氧、负离子、芬多精

空气清新的三大功臣

你一定有过这样感觉：当我们置身在一片翠绿森林当中，顿时感到身心无比轻松，就好比如是沐浴过后的舒畅一般，那是因为**在森林的空气中含有丰富的空气清净元素可以使森林的空气特别清新迷人，这些功臣就是臭氧、负离子和芬多精。**

臭氧的味道，就像是新鲜青草的味道，在下雨打雷过程中，云层经过推挤就会产生臭氧。另外，植物进行光合作用过程也会产生一些臭氧。而臭氧就是 O_3，也就是比 O_2 多了一个氧原子。所以多出来这个氧原子非常活泼，很容易跟空气中一些不好的物质，像是尘螨、污染气体做结合。

负离子的产生，例如水从高处撞击物体就会产生负离子，负离子可以中和环境中产生的正离子。在人体每天的代谢过程中，身上会产生很多的正离子，当这些自然界的负离子中和身上的正离子时，就可以让人觉得比较舒服。

另外，在森林中还有一个非常丰富的宝贝叫作芬多精。凡是植物根、茎、叶、果皮，甚至在树皮当中的腺体所分泌出来的芬多精，被誉为"黄金液体"。虽然各种植物所分泌的芬多精不一样，但是这些自然芬多精都是植物分泌来保护自己的精华，所以相当珍贵。而这三者同时存在于森林中，所以可以净化出让人感到身心愉悦的空气。

地球上浅海的藻类和陆地上的森林制造了90%以上的氧气，但是现今全球人类每年不断大范围砍伐森林，浅海亦受到污染，因而造成大量藻类的死亡，因此空气当中的氧气量正逐年下降。加上人类不断制造各种污染，包括工业污染、汽机车的污染等，试想在某些高度开发城市的交通高峰街道上，空气的质量是多么糟糕。

就人体而言，空气中过量的硫氧化合物、氮氧化合物、臭氧、悬浮微粒等都会造成呼吸道疾病与伤害肺功能，一氧化碳过量会伤害中枢神经，而碳氢化合物则具有致癌毒性。

室内空气污染与呼吸道疾病

你可能会说如果都不出门只待在室内，那空气污染应该比较少吧！其实不然。看看在我们居住的室内空间里，那些装潢涂料、冷气机冷媒、豢养宠物的毛、地毯、窗帘的棉絮、二手烟、生活中经常被使用的一些化妆品、发型造型剂、指甲造型喷剂等，实际上都是很普遍的污染物质，而这些污染物质对人类健康影响甚至比户外空气还可怕。

现代建筑大多为密闭式结构，装修所用的壁纸、油漆、黏着剂等挥发出来的甲醛、甲苯等有害气体，还有不断滥用洗洁精、杀虫剂、香水等化学毒物飘散在室内空气中；如果再加上来自吸烟的尼古丁、厨房的油烟和燃烧不完全的一氧化碳，那这些不可避免的室内污染会让人们在不知不觉中长期地吸入，导致一些呼吸系统的障碍，甚至对免疫系统有不良影响。

美国环保署 EPA 公布的资料中指出，室内空气有毒化学物质是室外的 2—5 倍。所以在美国，室内空气质量被环保署 EPA 列为五大环境健康危害之一。空气污染引发最普遍的健康问题就是过敏反应，许多人会出现打喷嚏、慢性咳嗽及气喘发作等症状，之后则是慢性疲劳症候群，而且所产生的烦人症状反复出现，却找不到原因。相对成人而言，良好的室内空气质量对于儿童、孕妇、老人和慢性病人更是特别重要。尤其是儿童身体正在成长中，呼吸量与体重的比例较成年人高，因此儿童比成年人更容易受到室内空气污染的危害。

人类食用的食物都需要清洗、煮熟，每天喝的水都需要过滤、煮沸，但是人每分钟呼吸 12—18 次（每天约 2 万多次），却都忽略最基本的空气质量，因为空气的取得太方便了，人们反而忽略了它的重要性而导致各种疾病的产生。

用心维护室内空气质量是现代人追求健康的重点，尤其**家中有气喘问题的幼童，最好即刻着手改善居家空气质量**，像是室内尽量不要吸烟、少用蚊香、油漆、香水、樟脑丸、杀虫剂等有刺激气味的物质。厨房使用吸油烟机，可减少油烟散漫，因为刺激性烟雾很容易刺激呼吸道，增加呼吸道的敏感度。

室内不要养狗、猫、鸟类等宠物，动物皮屑及排泄或分泌物很容易引起过敏。蟑螂也是重要过敏原之一，因此要保持居家环境清洁使蟑螂没有生存空间。另外针对最常见的过敏原——尘螨和霉菌，除了家中被单及衣物要勤清洗外，室内若能同时采用除湿机、冷暖气机及空气滤净装置等设备，来保持空气洁净及温度（约 24℃—28℃）、湿度（约 50%—65%）的稳定则可以有效减少尘螨和霉菌的滋生，降低呼吸道疾病的发生。

为了地球永续生存及人类健康，当务之急，我们应立即停止对森林的不断砍伐并加速造林。**每个人在日常生活中应更积极减少对空气的污染**，例如定期接受汽机车废气排放检验、多运用较环保的交通工具等。享受健康生活，利用休假日多走向大自然，去享受自然的空气，或是做一个森林浴，让身心重新洗涤运作。

06

微量元素与全面有机耕种

失去的微量元素

每日的饮食是维持生命所需的要素之一，均衡且营养完整的饮食帮助人体正常运作，遗憾的是现今食用的粮食作物未必能够完整提供人体所需的所有营养素，特别是微量元素。

在五大营养素中（碳水化合物、蛋白质、脂肪、维生素与矿物质），矿物质占身体重量的比重并不超过 5%，但却在生理活性的运作中扮演关键的角色。矿物质参与人体各项的酶活动、平衡体液及能量补给等生化反应，也扮演了重要的触媒角色。当人体缺少足量的矿物质时，会影响到免疫功能或内分泌等生理机能的正常运作，也可能造成情绪失衡、抗压性减弱、记忆力衰退或对环境不适应等现象。

人体所需的矿物质，根据美国农业部国家研究咨询会的分类，可分为"大量元素"（macro minerals）及"微量元素"（trace minerals）。人体每日需要达 100 毫克以上者称为大量元素，包括钙(calcium)、氯(chlorine)、钠(sodium)、钾(potassium)、磷(phosphorus)、镁(magnesium)及硫(sulfur)

等 7 种；而人体每日需要达 100mg 以下者则称为微量元素。

这些元素的需求量虽然微小，但却是人类代谢与健康的必要元素。身体无法自行制造矿物质或任何微量元素，必须从饮食中来摄取。也因此，健康的饮食应该要含有均衡且足够的微量元素。而在自然界找到的 92 种元素，其中至少有 70 种参与人体全面的生理和新陈代谢的功能。

微量元素不仅对人体生理运作有关键性的影响，对植物生长也扮演了举足轻重的角色。我们曾在美国西北地区进行微量元素主题的对照实验，在同一地区的相同土壤上栽种同品种的核桃。栽种的过程中，在对照组的土壤中添加数十种纳米级微量元素，培育出的核桃外形明显较为硕大【图一左】。控制组则不另添加，培育出的核桃明显较小【图一右】。

令人遗憾的是，人类数千年来的不良耕种方式，如大量使用氮

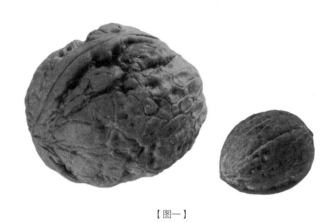

【图一】

（nitrogen）、磷（phosphorus）、钾（potassium）等人工肥料或是过度耕作，造成土壤中维持健康所需的元素大量流失。而除草剂及杀虫剂的普遍使用，直接杀死土壤中可分解矿物质的微生物，使得土壤提供植物矿物质的途径更加的困难。

由于元素在土壤中的大量流失，我们平常从植物或饮水中能摄取到的元素则不到20种，因此有人称这些缺乏营养素的食物为"空的食物"（empty harvest）。在失衡的土壤生长出的农作物缺乏生物活性，人类的身体和心灵也会因而失衡。因此在粮食充裕且多元的时代，人们却可能处于营养不良的状态，而能帮助补充微量元素的调理补给更显得珍贵而重要。

全面有机耕种

地球不健康，人类也无法得到真正的健康。除了额外补充饮食中所不足的微量元素或种种营养素，另一个重要的健康任务，则是透过耕作方式的改革，尽力让土壤回到原来健康的状态。除了避免杀虫剂和农药的滥用外，还应该做到真正的"全面有机耕种"（total organic farming）。

全面有机的耕作方式，除了使土壤中含有微生物、菌类、有机质、矿物质及微量元素，还要有好水、好的空气、充足的阳光，更重要的是农民耕作时的感恩心与慈悲心。具备上述条件的耕作，这耕地自然处于一片和谐的量子谐振下，种植出来的蔬果，具有完整的营养素和最旺盛的生命力，自然能带给食用者足够的营养与能量。

我曾在中南美洲进行一个全球最大的田野实验，当地原本是贫瘠荒芜的火山地【图二】，我们运用"全面有机耕种"的观念及方式，除了把好的元素带回土壤中，还由牧师

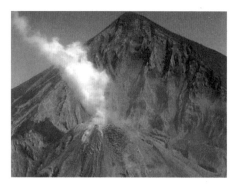

【图二】

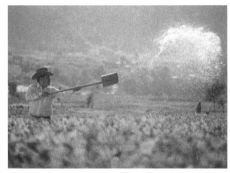

【图三】

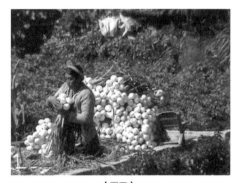

【图四】

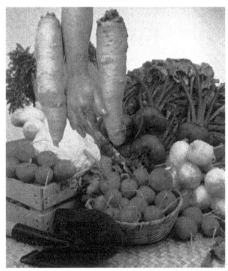

【图五】

带着当地农民来感恩那片土地【图三、图四】，成功地将原本极为贫瘠的土地改良成全球最肥沃的土地之一。所种植出来的胡萝卜有如成人手臂那么大【图五】。但更重要的是我们应减少对地球的伤害，并恢复环境原来纯净的面貌。

人类是大自然的一分子，我们应感恩自然提供生存的素材，如阳光、空气、水和食物。**我们何等幸运拥有这一切的资源，应谦虚地聆听自然并尊重自然的运作，与地球"共生存、共演化"。**当自然与生活真正回复原有的美好与纯净面貌，人们也不需为额外摄取调理素而烦恼，因为这珍贵的礼物早已内化到你我的生活中了。

07

荣耀大地

自然界中动物、植物、矿物三者相依而存，就像我们的身、心、灵一样相互辉映。而身心灵原本就是一体，任何一环的改变都会影响整体的和谐。

世界各地的古老医学都十分重视身心灵的整体治疗，也强调人与环境整体和谐的观念。认为人体是天地整体恒常的完美设计之一，大自然孕育一切，我们的身心灵都应依循大自然的律法与秩序法则而运作，不论生理还是心理上的需求都能在自然中得到解答。

人类需要依靠水、空气、土地而生存，但随着这些元素日渐失去平衡，所有植物和动物的健康也遭受威胁。失衡的物质是无法滋养生命的。因此，唯有大地健康了，我们的生命才得以延续并且活出健康。

现今我们所处的这个时代，很可能是人类历史中与大地最失联的时代。大多数人都忘了如何荣耀大地，总是寻求各种向上提升的体验，追求能扩张体悟的不同意识状态，而这个过程通常只让我们向上看。换句话说，我们向着更高的另类体验层次，寻求形而上存在问题的解答。但在这个过程中，我们很容易让自己忘记人类与大地紧密的关系。

与大地"接线"

我们与水、土壤、岩石、森林、空气失去了联结，也与组成我们的天然元素失去了联结。不再与大地"接线"的结果，让人类忽略了一切生存要素，许多现有的疾病也就是这么产生的。不与大地接线，将使人类失去成长与升华的基础！我们的生命势必无法获得平衡与和谐。也许就是因为如此，我们无法看清现实生活的面貌，所以利用各式各样刺激的另类意识状态，包括利用影音刺激、享用美食、歌唱、跳舞、谈话等，来反映对现实的逃避或抗拒。

因此，与大地接线似乎成为现代人回到平衡点的首要任务。我们不能再置身于大地之外，我们原本就是大地的一部分。**全然地敞开心胸，以全心的感激迎接美好的大地体验，我们将会重新与周遭万事万物融为一体，进入完整且完美的真实世界，同时也将会顿悟到每个人都是神圣的个体。**

许多静坐课程教导人们寻求更高层次的另类意识状态，但是我认为最好的静坐体验是"与大地接线"，这是随时可以进行的活动。荣耀地、水、火、风，这些大地的基本元素，同时也荣耀地球上的所有生命形态，包括动物、植物、矿物。经由静心冥想，在表达对构成大地之母的所有天然元素衷心感念的同时，我们的生命波动就能与大地完全同步共振，并与万物同一体！此刻，我们的生命已获得了转化。

人类如果没有与万物同一体的体悟，也就无法维持个人的健康。因此，唯有个人与大地身心灵的同步净化，才能让神圣的生命能量自由自在贯注大地所有生命形式，并且允许每个个体发挥其最高的存在境界。唯有如此，我们才能回到原本的优雅从容状态，而我们所生活的这里就是人间天堂。

叁

活食材与健康饮食

08
活食物与活性酶

有疗愈力的活食物

活的食物是最健康、最有疗愈力的工具。那什么才是活食物呢？就是充满活性酶的食品。

可惜现在看到的食品大多不是活食物了。人类是唯一会在进食前改变食物组成、杀死其中酶和营养素的生物。人类会用尽煎、煮、炒、炸等各种烹调方式让食材失去应有的生命力，而这些烹饪方式都会使食材内含的天然酶完全丧失。

人体具有惊人的适应力，即使每天吃得极差还是能存活下来，但活着不代表健康。20 世纪不遗余力地推动生机饮食和蔬菜汁养生的诺曼·沃克博士（Dr. Norman Walker），在 50 多岁时得了重病，但在发现蔬菜汁的好处并身体力行生食后，健康地活到了高龄 119 岁。他发现这些失去生命力的熟食虽然能使人维持生命，但却会造成健康、能量和活力不断降低。

真原医：21 世纪完整的预防医学

酶是古人的智慧

几乎所有传统社会都将富含酶的生机饮食视为经典美食，除了蔬菜类，还包括新鲜的乳制品、生鱼、生肉、内脏等生鲜动物制品。

这些传统食物都包含一定程度的发酵食品，因为发酵制作过程，使酶含量大为增加。举例来说，因纽特人的菜单就有大量的生鱼，而且还要先放上一阵子让其中的酶预先发酵。因纽特人认为这样的饮食习惯是他们拥有傲人健康及精力的秘诀。

经培养发酵的乳制品例如奶酪，也是所有尚未工业化民族的常见菜肴。大量食用熟肉的民族，通常则是会食用大量的发酵蔬菜，如泡菜、腌萝卜、黄瓜和甜菜。亚洲常吃的发酵大豆制品，如纳豆和味噌，不加热食用，是食物酶的绝佳来源。

由于发酵食品含丰富酶，即使经过加热也比其他食物容易消化吸收。同样的，肉类在烹调前若先经过熟化或浸泡在卤汁中预先消化，也能够减少消化系统的负担。

谷类、豆类、坚果种子都富含酶和其他营养素，但也同时含有酶抑制剂（enzyme inhibitor）。除非先将抑制剂的活性抵消掉，否则这些抑制剂对消化系统造成的压力比熟食还大。将种子培育成芽菜、泡菜发酵的制作，都是古人削弱抑制剂的聪明做法，这么一来，可以使谷类、坚果和种子中的养分更容易被吸收。

神奇的活性酶

何谓酶呢？酶是复杂的蛋白质，参与催化生物体内的每一个生化反应。人体需要足够的维生素和矿物质（包括微量元素），才能维持酶的活性，使其发挥到最大效用。

目前人体内发现到的酶，就多达5000种以上。我们的每次呼吸、意念、行动都需要酶的参与。若没有酶参与，维生素、矿物质、蛋白质和激素都无法执行功能。**酶不只是一种触媒（catalyst），还参与了生理和更微细层面的能量代谢。因此，可以把酶想象成是生命和无生命之间的一座桥梁，将简单的有机物质转化为生命的表现。**

酶可分为三大类，分别是参与代谢的酶、消化酶、生机食物中的酶。参与代谢的酶让身体能正常运作，消化酶与生机食物中的酶都是帮助人体消化的酶。

食物酶仅存于生食中，也就是未经烹调或未以48℃以上加热处理的食物。举例来说，牛奶中90%以上的酶损失于现代的消毒程序。酶研究先驱豪厄尔博士（Dr. Edward Howell）认为，若将酶以48℃加热，不出半小时，所有的酶都会失效；若将温度提高到54℃，只要几秒就能摧毁所有酶。很特别地，47℃正好也是人体可以忍受的最高温度，超过了就会被烫伤。这个内在机制恰好能够帮助我们分辨食物是否仍然保留天然的酶。由此可见大自然的设计是如何的巧妙！

而除了酶之外，大多数的蛋白质都要到65℃才会被摧毁。超过这个温度，会使蛋白质内部的化学键和结构变性，一旦蛋白质变性，就很难使其回复了。虽然人体能自行合成22种消化酶，但还是建议额外补充机能酶食品。消化程序在人体的各种反应中是十分耗费能量的，也需要大量酶一同参与。如果我们吃进去的食物也含有酶，人体就可以把制作消化酶的能量节省下来，并用于其他建构健康的用途上。

人体胃部的设计，原本就是用来接收含有酶的食物，也就是生机饮食。牛拥有四个胃袋，就是一个例子。它的前三个胃不会分泌酶，这使得牧草中的酶有机会先释放出来分解牧草，因此牛自身所制造的酶便能用于更重要的工作。人类只有一个胃，但却可以分成两个功能区。豪厄尔博

真原医：21世纪完整的预防医学

士将上区的胃称为"酶胃"，也是食物在进入人体后会停留 30—60 分钟的地方。酶胃的目的是让食物中的酶能在人体酶介入之前，先自行分解食物。酶胃区不会分泌任何酶，通常是在胃的下区才会分泌酶。

所以吃富含酶的生机饮食，能帮人体做好大半的消化工作。食用不含酶的熟食，则所有的消化都要由人体负担，尤其是胰脏和肝脏，因为这两个脏器必须制造、分泌更多的酶来帮助消化。这么一来宝贵的资源和能量都耗费在消化上，而不是花在身体修复和成长了。

也就是说，如能多食用富含酶的生机蔬果，就能让消化系统立即得到休息，体内的代谢酶也能更有效率地提供给体内其他系统运用，也才能让身体发挥自我治疗的功能，重新回复平衡并走向康复。

09
蔬果中的植化素

能提升生理机能的植化素

过去，我曾经多次强调摄取天然新鲜蔬果对人体保健的重要性，均衡且多样地摄取各类植物性食物不仅让我们能够获得丰富的蛋白质、酶、膳食纤维、维生素与矿物质，同时也让人体能够有效地利用植物中的特殊成分来帮助身体达到预防与治疗疾病的目的。

事实上，近年来针对植物中化学物质在人体中代谢与生理机转的分析与研究，已成为现代营养科学一项热门的课题。著名的《自然》（*Nature*）期刊在 2000 年 6 月也刊登了一篇论文证实新鲜苹果具有优异的抗氧化能力，证实古人所说"一天一苹果，医生远离我"所言不假。

然而，多数人对摄取蔬果之保健功效的了解仅局限于维生素、矿物质及膳食纤维这些部分，而对于"植化素"（phytochemicals）这个名词一直很陌生。其实，由于不同颜色的蔬果含有不同种类的植化素，可以提供人体不同的营养价值与生理保健功效，这也就是我一直强调"彩虹饮食"观念的原因之一。

植化素又称为植物化学物质或植物化合物，是指天然存在于植物中的一些化合物。植物产生这类化学物质原本是作为自我防御的功能，这些物质并非人体维持生存所必需的营养素，但最近的研究却发现这些特殊成分能够帮助人类提升生理的机能或预防、改善特定的疾病。

植化素是天然抗氧化剂

植化素由于是形成植物色彩的主要成分，因此在色彩鲜艳的蔬菜和水果中含量特别丰富。常见的植化素包括 β – 胡萝卜素（β–carotene）、番茄红素（lycopene）、花青素（anthocyanins）等，据估计已知的植化素有数千种之多，他们在人体健康促进上扮演着抗氧化、抗发炎、免疫调节、抗突变、抗肿瘤、抗菌等各项重要功能。

人体在新陈代谢过程中及受外在环境影响时会不断产生自由基，过剩的自由基会和体内许多重要的成分如蛋白质、核酸、糖类或脂肪进行反应而产生一连串的人体氧化伤害，进而导致各种生理机能的衰退及疾病的产生。例如氧化伤害可能改变血脂蛋白的成分而加速动脉粥状硬化与导致心血管疾病，同时细胞中的氧化物质也会促使细胞分裂增殖变快进而使肿瘤加速发生。**由于大部分的植化素都是天然的抗氧化剂并且能够保护细胞避免氧化伤害，因此植化素也往往能够保护人体降低心血管疾病与癌症的发生率。**

不仅如此，像是绿菜花、菠菜、青椒、大麦苗等深绿色植物含有丰富的叶绿素（chlorophyll），叶绿素在传统上使用于改善口臭、体味或感染伤口的臭味，并且具有杀菌的效果。现代研究显示叶绿素也具有抗发炎、抗氧化等功效。因为叶绿素在体内会和一些致癌物紧密的结合，阻碍有毒物质的吸收，因此也具有预防癌症的效果。

蓝紫色植物如蓝莓、葡萄、紫色卷心菜、茄子等则含有大量的花青素（anthocyanin）。花青素是一种强而有力的抗氧化剂，同时具有改善视力、抗发炎、抗菌、抗病毒等功效。

而白色植物如大蒜、大葱、菜花、卷心菜等含有丰富的硫化物(sulfide)，有助于提高免疫力、降低胆固醇、抗菌与预防癌症。研究发现，菜花中含有一种称为萝卜硫素（sulforaphane）的植化素，具有良好的抗氧化以及提升免疫的功能，并能有效抑制幽门螺旋杆菌（*Helicobacter pylori*）。

至于黄色植物如胡萝卜、南瓜、玉米等则含有 β - 胡萝卜素（β -carotene）、叶黄素（lutein）或玉米黄素（zeaxanthin）。β - 胡萝卜素为维生素 A 的前驱物，是一种强力的抗氧化剂，可降低冠状动脉疾病与癌症的罹患率；叶黄素及玉米黄素则可以保护细胞避免自由基的伤害，可预防与治疗视网膜黄斑部病变。

红色植物如西红柿、西瓜、樱桃、辣椒等含有番茄红素（lycopene）或辣椒素（capsaicin），番茄红素能够消除自由基、预防癌症及保护心血管；辣椒素则具有抗菌、帮助消化和消炎止痛等效果。

彩虹般的蔬果是最佳医药

彩虹般的新鲜蔬果具有特殊的保健功效，就像是上天为人类准备好的最佳医药，每日摄取自然可以让身体远离疾病与衰老。然而因为每一种植化素对人体都具有不同的保护功效，所以建议日常蔬果摄取应尽量多样化，并且最好完整食用整个蔬菜或水果，才能将所有植物精华同时吸收。

食材挑选上也尽量以符合当令、当地取材为原则，如此才可以获得最佳质量的营养素。

至于在摄取的分量上，建议蔬果摄取量一定要充足并且持之以恒才能达到良好效果。一般人每天至少要摄取三份蔬菜、二份水果，如果可以的话，蔬菜摄取到五份以上对身体的帮助会更大，最新预防高血压、癌症的饮食指南都建议将蔬菜的摄取量提高到五份以上。一般而言，一份蔬菜约为一个饭碗的生蔬菜量或以半碗煮熟蔬菜量为基准，而一份水果则约为一个中型（棒球大小）的苹果、橘子、香蕉大小。

值得注意的是，现今所吃的蔬果常常会因为不当的加工处理使营养素遭到破坏。因此，食用经过高温烹调或经加工处理的食物便往往无法有效地摄取植化素以及其他如植物酶等珍贵的营养素。也因此，很容易理解为何因过度加工而使营养素消失殆尽的食物被称为"空的食物"，因为这些食物已经失去许多重要的营养素。所以我建议读者朋友在饮食中提高生食蔬菜的比例，因为生食蔬菜中保留绝大部分的营养素，不会在烹调过程流失而能让身体充分吸收利用。

最后要强调的是，**在进食的过程中，还是希望大家能够充满感恩的心，除了感谢食物带给身体的帮助外，也要感谢在食物的栽种与准备的过程中每一位付出心血的人，如果不是这么多人的辛苦与努力，我们便无法享用这每一口充满营养的食物。**

事实上各文化都很重视对餐点的感恩与尊重，如犹太人总是以尊重、严谨的态度对待食物，不食用不洁净的食材，也不采用不适当的烹调方式，每一道食材都需经过犹太洁食认证（kosher）。而基督教徒在餐前必定祷告（blessing），借着虔敬的祷告，感谢赞美上天赐福与准备餐点者的辛劳。在中国文化教育中，也再三强调"谁知盘中餐，粒粒皆辛苦"。因为盘中的粒粒米食，是用农民的颗颗汗珠换来的，提醒人们爱惜感恩且不浪费食材。因此当**我们愉悦满足地享用美食时，别忘了感谢背后促成这些美好食物的人与事物！**

10

蔬菜汁好处多

高营养价值的蔬菜汁

推广蔬菜汁养生的先锋——诺曼·沃克博士于 1936 年推出他个人第一本关于营养和蔬菜汁养生的著作。他发明了方便使用的果汁机，让胡萝卜汁走入一般人的生活，在病愈之后，终生致力推广以自然疗法和自愈力维持健康的观念，劝人不要完全相信光靠药物就能维护健康。他认为，他能从重病中痊愈、享有长寿，都要归功每天所食用的新鲜蔬菜汁。

日本医学博士荻原义秀（Dr. Yoshihide Hagiwara, M.D.）则是另一位长期推广蔬菜汁养生的健将。荻原博士是日本某大药厂的所有人，1963 年的一场重病，在所有正统医药都束手无策后，他放弃了一切医疗和药物，30 年来全心全意致力于营养和天然药物的研究。荻原博士在测试了所有天然食品后发现，大麦苗汁含有最丰富的矿物质、酶、维生素和叶绿素。在《神奇的大麦苗》一书中，他披露了毕生研究蔬菜汁的心得："这个时代对于强调改善体质的预防医学，需要的程度远超过人类史上任何一个时期。相对地，人们应该尽可能降低对药物的依赖，补充给身体充分的营养，自然可以防御疾病的侵扰。而这些营养必须是来自富含酶和矿物质的天然食材。"

没有任何食物比新鲜蔬菜汁更有营养、更易于人体吸收了！要了解这个原理，应先了解身体如何运作，以及人体细胞维持健康需要什么条件。

蔬菜要打汁、水果要生吃

身体是由活细胞组成，活细胞当然需要活的养分。食材在烹调过程中会损耗 83% 的维生素，酶也会因过热失去活性，使得蛋白质变性，让有机的矿物质转变成人体无法运用的无机形式。因此生鲜食材的营养成分远胜于在烹调过程中失去生命力的食物。

蔬菜汁由于去除了难以消化的粗膳食纤维，保留了汁液最丰富的营养，因此在所有的生鲜食材中具有最高的营养价值。在食用蔬菜汁后，不用等待耗时费力的消化，养分在几分钟内就可以进入血液和细胞。而这就是为什么常喝蔬菜汁的人很快能够改善健康。

记住这一点，人体需要膳食纤维。

膳食纤维在直肠中能扮演肠内扫帚的功能，将废物扫出体外。如果废物不能快速排出，就会在肠道内腐败并污染体内的环境。所以，我们的确需要新鲜的蔬果，来得到足够的膳食纤维；再辅以蔬菜汁为主的生机饮食，来补充一般饮食所缺乏的丰富营养。在当今农业耕作方式已使土壤中矿物质和有机养分消耗殆尽，进而使一般作物无法提供全方位营养的时代，我们更应该这么做。

我个人的建议和其他已经多年奉行生机饮食者一样，"蔬菜要打汁、水果要生吃"。一般来说，水果是大自然已经为人类预先准备好、容易吸收的食物。水果要生吃，是因为除了水果本身容易消化外，也能提供人体清理废物时所需的膳食纤维。

和一般习惯不同的是，水果不应该和正餐一起食用，应该单独吃。这是因为水果非常容易消化，和正餐一起吃时，会产生提前发酵的效果。如果有朋友在进行蔬菜汁断食，断食后的第一餐建议只吃完整的水果。

饮用新鲜蔬菜汁，可以供给人体所需要的所有维生素和酶，不仅能提供人体所需，而且效果还比人工合成的维生素来得好。天然的维生素和有机酸是与矿物质整合在一起，而且比例平衡，能被人体快速吸收。要记得，大自然并不像人类这么计较量多量少，相对地，大自然重视的是平衡以及生理利用率。

蔬菜汁能治疗疾病？

在墨西哥蒂娃那创办了格尔松医疗中心（Gerson Clinic in Tijuana, Mexico）的医学博士——格尔松医师（Dr. Max Gerson, M.D.），因为运用蔬菜汁和其他自然疗法帮助人们治疗癌症和退化性疾病等末期绝症，虽从此声名大噪，但同时也引起许多争议。诺贝尔和平奖得主史怀哲，75岁时以格尔松疗法治好了严重的糖尿病，盛赞格尔松是"医学史上最卓越的天才"。而现今有许多医学中心和疗养院也采用相近的医疗原理。

其实在面对任何一种医疗技术或医学观念，我们都应以开放的心胸与保留的态度来谨慎评估。站在预防医学的角度，格尔松疗法证明了2400年前现代医学之父希波克拉底所说"疾病的痊愈是要透过自身的自愈力，医师只是在旁协助而已"。这也是为何许多生机饮食者认为，发挥疗愈力的并不是外来物，甚至也不是生机饮食和蔬菜汁。

我们能做的，只是提供身体足够的养分和材料，让身体自己发挥治疗的能力。只有身体才能够治愈自己，而且只有在身心灵彻底的转变后才能如此。唯有透过健康和谐的生活方式、饮食、运动和思考，才能帮助我们启发自我疗愈的过程。

11
最佳蛋白质来源

最佳蛋白质来源是植物

已经有愈来愈多医学和营养学专家认同最佳蛋白质来源是植物，而非动物。长久以来，不少民众都误认为奶、蛋、鱼、肉类才是最佳蛋白质来源。其实，除了奶、蛋、鱼、肉类，众多植物性食物是更优质的蛋白质选择，相反地，动物性蛋白质如果摄取过量也可能会造成身体负担。

人们还有另一个误解，认为我们需要摄取含有"完整蛋白质"的食物，以为蔬果没有人体所需的所有蛋白质，必须搭配动物制品才算"完整饮食"（complete diet）。

更令人惊讶的是，这个必需摄取"完整蛋白质"的理论，在几年前还是许多医学专家和营养学家心目中的事实，现在却被证实并不正确。美国国科会食品营养委员会成员——艾尔佛雷德·哈珀博士（Dr. Alfred Harper）曾说过："人体需要完整蛋白质这个想法，是我们接受过的最大谬误。"

蛋白质由氨基酸组成，在建造人体组织的 23 种氨基酸中，有 15 种能由人体自行合成，其余 8 种则称为"必需氨基酸"，必须自食物中取得。不同于一般想法的是，这 8 种必需氨基酸都可以由蔬果中取得！

同时拥有这 8 种必需氨基酸的蔬果包括胡萝卜、抱子甘蓝、芽菜、甘蓝菜、白色菜花、玉米、小黄瓜、茄子、羽衣甘蓝、秋葵、豆类、马铃薯、节瓜、地瓜、西红柿以及香蕉。

不过，真的必须每一餐同时摄取这 8 种氨基酸吗？答案当然是不必。氨基酸会在体内循环，供给有需求的细胞使用。只要体内氨基酸的存量足够，并不需要在每一餐补充。

不遗余力地推广自然健康疗法的戴蒙夫妇（Harvey and Marilyn Diamond）在《享瘦一生》（*Fit For Life*）一书中提到："70% 的蛋白质废物会被人体拿来回收利用"，人体每天只消耗大约 23 克的蛋白质。

这个发现打破了一般人的迷思，每餐都搭配蛋白质食物其实是不必要的。当今杰出的营养学家都倡导三餐应该简单，食材并不需要搭配得很复杂，例如摄取淀粉类食物同时搭配蛋白质，反而会干扰正常的消化过程。

愈来愈多的动物实验证明，动物性蛋白质与部分疾病的发生率提高有关。其实人体的消化系统设计，并不是为了消化动物性蛋白质。举例来说，人类的牙齿与肉食性动物构造上不同，唾液也不一样。我们的口水偏碱，正好能消化来自植物的碳水化合物；而肉食性动物的口水是酸性，酸度足以溶解骨头。此外，荤食所产生的胆固醇和尿酸，始终对人体是一大负担。

在肠道部分，肉食动物的肠道很短，约只有人类消化道长度的 1/3—1/4，这让他们能在肉类开始腐败前，将残渣快速排出。所有草食性动物，都有很长的肠道，让身体有足够的时间来消化吸收植物性食物所含的营养，人类也是如此。

事实上，所有蛋白质最初都来自植物，问题在于我们要直接从植物摄取，还是从动物身上辗转摄取。**我的建议和当今杰出营养学者所提供的建议一样，蛋白质最佳来源还是来自新鲜的植物性食物。烹调过的动物蛋白质，失去了维持健康生活所需的正确能量波动。**

动物蛋白质经过烹调不仅含有较多致突变性（mutagenicity，毒性化学物质造成细胞内储存基因信息之 DNA 在复制过程中改变了遗传特性），而且变得更难消化，不仅破坏人体肠道菌种平衡，同时增加人体肠道负担。

多少蛋白质才够？

另一个常见的是，肉类食物能让人长力气、增强男性雄风。从第一点来看，牛、马、象这些草食性动物都以力气和耐力见长；由体型来看，陆上最强壮的动物应该是银背大猩猩了，体重为一般男人的 3 倍，但是却有 30 倍的力气。这些大猩猩"只吃水果和竹叶，却能任意翻覆你的座车"。

约翰·罗宾斯（John Robbins）在《90 年代的真相》（*Realities For The 90's*）中举出多位当代最伟大的运动员，全都是某项运动的世界纪录保持人，巧的是，这些运动员全是素食者。例如，奥运金牌得主德温·摩西（Edwin Moses），在 400 米跨栏连续 8 年蝉联冠军；戴维·斯科特（Dave Scott），6 度在铁人三项中夺冠；赛克托·莱诺瑞斯（Sixto Linares），是 24 小时三项全能赛世界纪录保持人；帕沃·努尔米（Paavo Nurmi），是长跑项目 20 项世界纪录保持人及 9 面奥运金牌得主；罗伯特·史威格（Robert Sweetgall），是世界级顶尖长距离快走运动员；穆雷·罗斯（Murray Rose），是 400 米及 1500 米自由式游泳世界纪录保持人；斯坦·普赖斯（Stan Price），是卧举的纪录保持人；安德烈亚斯·卡林（Andreas Cahling），是国际健美先生冠军；罗伊·希利根（Roy Hilligan），是全美健美先生冠军；里奇利·埃柏利（Ridgely Abele），是空手道八届全国冠军；丹·米尔曼（Dan Millman），则是世界体操冠军。

究竟我们该摄取多少蛋白质？蛋白质在人体主要扮演建造细胞的角色，人体中有 15% 的蛋白质，必须定期更新。

罗宾斯在《新美国饮食》（*Diet For a New America*）一书中指出，多年来人们误以为大量蛋白质是必需，然而一日所需的蛋白质不会超过 25—35 克。美国政府也将蛋白质标准摄取量，从 20 世纪 80 年代的 118 克降至 46—56 克，再降至今日的 25—35 克。更有许多营养学家开始认为，每天 20 克就绰绰有余，并且对每天摄取超过建议量的人提出警告。

从总热量的摄取分配比例来看，一般的建议是饮食中 10%—20% 的热量来自蛋白质食物，但有些营养学家认为，由热量的分配角度来看，饮食中的蛋白质不宜超过 8%。美国食品营养协会的建议是 6%，而美国国家研究议会则建议 8%。

近年来，医界对饮食标准这个基本项目，变动更是惊人，以前的金科玉律不过几年时间便被认为必须调整。同理，我个人相信以上这些观念必定会日渐普及。

真原医：21世纪完整的预防医学

12
素食与荤食

　　人类应该吃素或是吃荤，虽然众说纷纭，但若仔细比较肉食动物、草食动物、人类的消化系统构造及生理功能的异同，则答案便立见分晓。其实，就人类整个消化系统来看，从头颈部的肌肉骨骼、唾液、牙齿，到胃、小肠、结肠，都与草食动物相似【如表一】。

　　举例来说，草食动物和人类都是腭骨发达且角度宽，牙齿呈宽、平及铲状且臼齿较发达，以此磨碎膳食纤维较多的素食；而肉食性动物的腭骨可张开的角度较小，牙齿尖、短、弯，好撕裂肉食。

　　唾液方面，草食动物及人类的唾液都是弱碱性，含有碳水化合物的消化酶，适合摄取植物；肉食动物的唾液则属强酸，可帮助溶解肉及骨骼。

　　此外，草食性动物及人类的胃容量较小但肠道都很长，适合慢慢消化吸收，而肉食动物的胃容量较大，肠道较短，可以快速消化吸收吃进来的肉类。

　　综合以上，人类除了身体构造无法适应与负担肉食之外，加上肉类膳食纤维少，消化剩余残渣在人类较长的肠子中过久，就会产生毒素，增加肝肾的负担。因此，人类应该多摄取蔬食，才能正常发挥身体器官的各项功能。

虽然此消化系统／生理功能比较表在结构分析上具有说服力，当然也不能忽视人类与动物先天上、生活上原本就不同。数千年的文明发展孕育了人类独特的生活习性。

因此，多年来针对朋友们提问"究竟该素食或荤食"，我总是回答，最重要的是"均衡"。**希望读者们能以开放的心胸亲身体验，让身体告诉您究竟是素食还是荤食为您带来活力。只要愿意倾听身体的声音，必能得到解答。**

【表一】草食动物、肉食动物、人类的消化系统构造及生理功能比较表

系统	类别 比较项目	草食动物 （牛、马）	肉食动物 （老虎）	人类
头部肌肉骨骼	脸部肌肉	发达	减少至只允许张阔嘴巴	发达
	腭骨类型	角度宽阔	角度不宽阔	角度宽阔
	腭骨关节部位	在臼齿之上	与臼齿同一水平	在臼齿之上
	腭骨动作	能向旁及前后移动	有限度的向旁移动	能向旁及前后移动
	主要的下颚肌肉	咬筋与翼突筋 	侧头筋 	咬筋与翼突筋

系统	类别 比较项目	草食动物 （牛、马）	肉食动物 （老虎）	人类
牙齿构造	牙齿（臼齿）	有尖头状的平面及复杂的平面	利，锯齿状及刀片形	有结节状尖头的平面
	牙齿（前齿）	宽、平，呈铲状	短、尖	宽、平，呈铲状
	牙齿（犬齿）	钝，有长（自卫用）有短，有些无犬齿	长、利且弯	短、钝
消化	咀嚼	需大量咀嚼	不咀嚼；食物是完整吞下	需大量咀嚼
	唾液	含碳水化合物消化酶；唾液偏碱性以帮助消化植物	无消化酶；唾液强酸以帮助消化肉及骨骼	含碳水化合物消化酶；唾液偏碱性可帮助消化植物
	胃酸	有食物时呈pH4—5	当有食物时，少于或相等于pH1	一般在pH3.5—5.0之间，进食后30分为pH4.0—5.3
	胃容量	占消化道总容量30%以下	占消化道总容量60%—70%	占消化道总容量21%—27%
肠道	小肠的长度	身高的10—12倍以上，素食不易腐烂，可慢慢地消化吸收	身高的3—6倍，以便将易腐烂的肉食迅速排出体外	身高的8—12倍，素食不易腐烂，可慢慢地消化吸收
	结肠	长，复杂	简单，短及平滑	长，袋状

数据源：长庚生技天然健康馆教育推广资料

13
健康饮食有诀窍

细嚼慢咽好处多

与各位分享一个和细嚼慢咽相关的故事，霍勒斯·弗莱彻（Horace Fletcher）是一位美国的业务员，他不到 40 岁就已老态龙钟，而且宿疾缠身无法工作，被所有寿险公司拒绝投保，医疗和药物也无法改善他的健康。幸好他有个深谙养生之道的朋友，在朋友建议下，他开始细嚼慢咽，让食物充分被唾液所浸润，到胃里时完全成为液态。为了彻底达到这个目标，他每一餐要嚼 2500 下，吃东西时只喝微量甚至不摄取任何液体。

他渐渐发现，自己变得容易满足，饱足感可以维持更久。不再渴望重口味的菜肴点心、咖啡、茶、酒，开始偏好各种简单、天然的食物。霍勒斯不只瘦了下来，所有的健康问题也在半年内消失。各医学中心的测试都指出，他的新陈代谢和营养维持着极佳平衡，同时还有非常好的肌力和肌耐力表现。根据官方建议，要达到相同表现，必须每天摄取 3400 大卡的热量，但是他只靠 1600 大卡就可以办到！

你我都可以让霍勒斯后半辈子的奇迹在自己身上发生。只要细嚼慢咽，让食物得到唾液充分浸润，就可以减轻消化系统的负担，改善健康！

真原医：21 世纪完整的预防医学

一旦采用这个简单的消化机制，自然就会减少食物量，永远不用再担心吃得太多。因为身体自然会让我们知道该吃多少，什么时候该停下来了。

在身心平和、愉快的气氛中用餐，食物简单而清洁，也能够让我们享受其真正的色香味。记得一定要在安静的环境下，缓慢进食，周遭不要有太多会分心的事物，让自己专注品味每次的咀嚼与吞咽。狼吞虎咽或紧张进食，会让我们在不经意中吞下过多食物。最好能够仔细品尝食物的每一部分，好好享用每一口，专注在质量之上。所有的减重和健康课程都该从这个简单的步骤开始。

饮食比例大有讲究

我们应该尽量只吃简单且完整的食物，避免高温烹煮过久或过度加工的食物（配合生食更好）。加工食品不但可能含非天然的食品添加物，如防腐剂等，更缺乏维持身心必要的生命力。如果保持开放的心灵，慢慢地就会发现身体需要什么、喜欢什么。可惜，今日我们所吃的东西几乎都过度加工，就连糖、盐、面粉，甚至水果也都是。

食物原本都是处于和谐状态，天然完整的食物（raw food）内在的天然平衡机制，很少导致新陈代谢和健康失衡。然而，一旦被加工或分解成更小的单位，无论最简单的糖还是面包里的面粉，都会逐渐把我们带离这个天然平衡状态，中医所说的风、寒、暑、湿、燥、火，就是这么来的。此外，天然食物（特别是蔬果）含有人体每日所需的多种维生素、矿物质、酶以及其他不易以人工方式保存的营养素。

在理想的营养组合这件事上众说纷纭，专家们的意见也一变再变。大致来说，理想的饮食比例应该包括约10%—20%的蛋白质、20%—30%的脂肪和50%—60%的碳水化合物。在积极减重时则应做调整，因为随着脂肪与碳水化合物的消耗，蛋白质的需求量会增加。饮食的关键还是在于达到均衡状态，无论如何都该避免过于极端。

许多如西藏密宗等古老智慧，所教导的另一项饮食关键，就是不要混吃不同类别的食物。主要的新式节食法已采用此饮食方法。我们不仅要尽量吃简单、未加工的食物，也应该将食物分开进食。举例来说，将蛋白质和碳水化合物混在一起是不明智的，因为这两个大类的消化过程和代谢物会相互干扰。事实上，现在的多数节食方法，正是建议使用者将蛋白质和碳水化合物分开食用，尽量不要混食。从我个人的看法，只要保持简单的饮食习惯，不要一次食用过多的种类和分量，不仅可以让每种食物得到最佳消化，也不易造成过重的问题。

吃得多，长得好？

其实大多数的人吃得太多，其中只有少部分食物是身体所需，其余则造成了身体的负担。有名的罗马作家和自然学者普利尼（Pliny）写道："大多数的人努力填饱肚皮，却不知这样会让自己受苦。"而这一切，到目前依然没变。

饮食应适可而止，当然，劳力消耗大者应酌量增加，但这并不是现代人饮食上最大的问题。我个人的忠告，还是细嚼慢咽，使食物得到唾液充分浸润，大脑所分泌的饱足感自然会告诉我们什么时候该停止。只要遵守这个简单原则，很快就能为过食画下句点。而且令人惊讶的，这么做反而会吃得比以前都少。以前述的霍勒斯·弗莱彻为例，他的食量只有原先的1/3。

对大多数人来说，吃进去的量比身体实际需要的还多，而且已成为根深蒂固的进食观念了。想想看，多少父母试着强制孩子吃多点，只因为认为孩子吃得多就长得好？其实，孩子需要均衡的营养而非过食，尤其在晚上人体代谢逐渐缓慢，过食容易成为身体负担。夜间原本就是让身体各个系统休息的时间，而消化系统也不该在晚上过度操劳。有足够的休息时间，身体才有机会从疲劳中恢复过来，并设法清除累积一整天的毒素。过于丰盛的晚餐往往会导致兴奋失眠，并导致次日清晨起床的慵懒无神；相对的，清淡少量的晚餐或干脆不吃晚餐，才能带来平静深沉的睡眠。

进食时的七项建议

进食是每天与身体对话的美好时光，建议读者朋友们把握以下七项进食原则。

（1）给自己足够的时间。

（2）选用可引起食欲的均衡饮食。

（3）以自在悠闲的心情，慢慢进食。

（4）小口小口慢慢吃。

（5）细嚼慢咽，让每一口都得到唾液的充分浸润。

（6）仔细品味、欣赏并感恩每一口的食物。

（7）专心吃饭。

肆

饮食科学新概念

14

理想的饮食指南金字塔

生活中的饮食建议

现代人由于物质相较以往富裕，而饮食或生活形态也和以往大不相同。近来的研究证实，许多慢性病与个人生活习惯及不良饮食形态有着密不可分的关系。因此，为促使大众健康，许多营养学家更是不遗余力地界定正确的饮食原则，期待提供民众一份简单明确的指引。饮食对于生理、心理健康具有重大影响，而均衡且含适当热量、维生素及微量矿物质的食物，是人类维生、成长所需，也是最佳良药。因此我汇整了诸多文献及多年的经验，提出以下各项饮食摄取的建议。

适当的热量并控制体重

由于肥胖是目前人类最严重的营养问题，也是导致如第二型糖尿病、冠状动脉粥样硬化性心脏病、乳癌等种种慢性疾病的危险因子之一。为了达到最佳健康状态、降低慢性病风险并且延缓老化，其实每个人都应该做好体重管理。要保持理想体重就应该限制总热量及适度运动方能达到，而非单靠降低某一种营养素摄取，否则很容易造成营养失衡，又达

真原医：21世纪完整的预防医学

不到效果。

威斯康星国家灵长类研究中心的研究报告指出，以恒河猴为研究对象，分别提供不同的饮食种类及热量。结果显示，虽然是年龄相近的恒河猴，如果是摄取减少30%的食物热量并含充分维生素、矿物质及其他营养素的饮食，则健康情形显得更加良好，不仅较有活力，甚至可延缓老化。

此项研究自1935年以来曾经在各种动物身上进行相同测试，所得结果几乎都是相同。在老鼠的研究中发现其寿命甚至可延长40%。

我个人建议，每天摄取的热量应依性别、年龄、身高、体重及活动度来调整，不应低于身体之基本所需，各类营养素都应当均衡摄取，而总热量最适合的百分比约为碳水化合物50%—60%、脂肪20%—30%、蛋白质10%—20%。

每餐应以全谷类食物作为主要碳水化合物来源

由于碳水化合物是主要的热量来源，但是过度摄取错误的碳水化合物对于维持血糖稳定及健康不一定有利。建议以全谷类食物为碳水化合物主要来源，而且天然食物本身的营养成分完整，存在着完整且益于身心的营养素，如酶及天然维生素等，所以尽量不要摄取过度加工的食品。少吃白米饭、白面包、精致面食或甜点。

摄取大量天然的蔬菜及适量的水果

每日应大量摄取叶类蔬菜及2—3份的水果，并尽量采取生食方式以保有食物完整的营养素，建议每餐饮食中应含50%生食（蔬菜、水果），若达80%以上更理想。

每餐饮食应含50%的高膳食纤维食物

膳食纤维曾经一度被认为是没有营养价值的物质，直到20世纪70

年代中期，当人们了解膳食纤维对消化道健康的重要性后，才重新被重视。

膳食纤维可分为水溶性与非水溶性纤维，非水溶性纤维（如纤维素 cellulose）具有高度水合能力，进入肠道后会填满肠道，进而刺激肠壁加速蠕动，并且增加粪便体积，减少肠道内致癌物质的浓度；非水溶性膳食纤维和致癌物结合后可降低致癌物与大肠黏膜细胞接触的机会。另外，水溶性膳食纤维在消化道中具有吸附物质的能力，因此可以降低脂肪吸收、增加粪便胆酸排泄、降低血液胆固醇浓度等生理功能。还有一些膳食纤维，如菊苣膳食纤维（inulin）是肠道益生菌的食物，可以帮助益生菌生长，进而增进肠道免疫机能。曾经有研究指出每天增加 13 克的膳食纤维摄取，被认为可以降低 31% 结肠直肠癌的罹患概率。

这里建议高膳食纤维食物应占每餐食物 50%，因此大家在选择碳水化合物及蔬果时应以含高膳食纤维的种类为首选。摄取含大量膳食纤维的叶菜类，也能够维持饱足感，尤其对于需要控制体重者而言，这是纾解饥饿感的最佳方法。需注意，摄取多量膳食纤维时更必须喝足够的水（2500—3000 毫升）以避免便秘。

适量摄取植物性脂肪

脂肪是人体内供给热量、保护内脏、润泽皮肤、帮助养分吸收的重要营养素，也是合成激素的主要成分之一，均衡食用优质的饱和与不饱和脂肪酸是维持健康的关键因素。

食物中的油脂以三酸甘油为主，基本化学结构由一分子甘油与三分子脂肪酸组成。依照饱和程度可将脂肪酸再细分为饱和脂肪酸【图一 A】、单元不饱和脂肪酸【图一 B】与多元不饱和脂肪酸【图一 C】等三类。

饱和脂肪酸与不饱和脂肪酸同为"建构身体组织细胞的成分要素"

真原医：21 世纪完整的预防医学

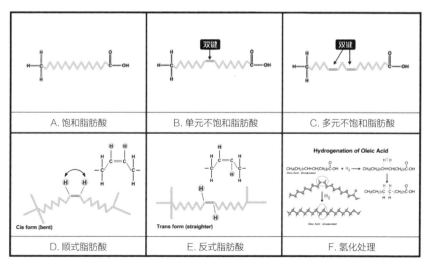

【图一】

及"维系生理机能之正常运作"所必需，二者在人体营养生理需求上具有同等的重要性；缺乏其一，都将影响身体机能的正常运作。但在现今的饮食形态中，人们容易因摄取过多的动物性饱和脂肪而带来身体的负担，而这也是造成众多慢性疾病的原因之一。

植物性的不饱和脂肪酸可以协助降低人体血液胆固醇量及降低罹患心血管疾病的风险。饮食中含 ω–6 多元不饱和脂肪酸（亚麻油酸）及含 ω–3 多元不饱和脂肪酸（α–亚麻油）较高的民族，其罹患心血管疾病风险较低，此外若缺乏此两者容易发生皮肤干燥脱屑、皮肤炎、生长延缓。ω–3 一般存于鱼油或亚麻籽油居多，而 ω–6 则存在于植物及蔬菜油之中，如坚果、酪梨、橄榄、亚麻籽、大豆、月见草油、红花油、菜籽油、小麦油等。

而适量的植物性饱和脂肪酸对人体健康也是十分有帮助的，以椰子油为例，其富含的中链脂肪酸（medium chain triglyceride, MCT）中，月桂酸（lauric acid）含量便高达 50% 以上，月桂酸是母乳中最重要的饱和脂肪酸，有极佳的抗微生物活性，能协助调节生理机能。而研究也显示，植物性中链脂肪酸不易转变为较大分子的脂肪而储存囤积成身体脂肪，可提高身体基础代谢率，并帮助降低体重。

天然植物油脂由顺式脂肪酸【图一D】构成，不含反式脂肪酸【图一E】。但如果利用加工方式，将之部分氢化（hydrogenation）处理【图一F】后，来改善食用油脂的物性及稳定性，使其成为固态或半固态，如此可提高熔点，方便制造成油炸油、人造奶油（margarine）及酥油（shortening）。

因此，一些经过油炸、烘烤、酥制的快餐零嘴点心均含有不同程度的反式脂肪。而过多反式脂肪累积人体，会提升血清中坏的胆固醇（LDL）及三酸甘油（TG）含量，增加罹患心血管疾病的机会；影响身体对必需脂肪酸的代谢，影响细胞膜的合成、激素的制造；甚至影响细胞功能，降低人体免疫力。

以豆类为蛋白质及钙质的来源

蛋白质可以修补并维护生长所需，由于蛋白质在人体内是可以循环利用的，人体并不需要每天摄取太多蛋白质。许多植物已含有人体所需的 8 种必需氨基酸，完全素食者并不会有蛋白质缺乏的情形，况且动物性蛋白质（特别是红肉）容易造成身体的负担，因此最好是以植物性蛋白质，如豆类作为主要蛋白质来源，或以鱼、鸡、鸭等低饱和性脂肪酸的白肉来取代红肉。此外，建议每天喝一杯豆浆来补充每日所需钙质。

补充足够的维生素、矿物质及微量元素

维生素、矿物质、微量元素是人类生命反应的触媒，影响人体新陈代谢、免疫及许多系统的运作。由于人体无法制造出身体所需的维生素与矿物质，因此，我们应尽量通过每日饮食来补充。

维生素包括脂溶性（A、D、E、K）及水溶性（B、C、生物素及叶酸）两大类，能维护体内系统正常功能，帮助细胞及蛋白质代谢，促进骨骼及牙齿生长，减缓老化。由于维生素属于大分子结构，大部分无法由人体自行合成，必需借由食物吸收。但如果是忙碌的上班外食族，未必能够从饮食中摄取足够的维生素，便可以考虑额外补充综合维生素，尤其要选择有机螯合形式的维生素，是最接近新鲜蔬果形态的活性维生素，并能快速为人体吸收。

矿物质则参与人体各项的酶活动、平衡体液及能量补给等生化反应，没有维生素，矿物质能单独反应；但缺少矿物质的参与，维生素吃再多也不会有作用，因此矿物质被视为五大营养素之首。

在前文曾介绍，人体所需的矿物质，每日需要达 100 毫克以上者，称为"大量元素"；每日需要达 100 毫克以下者，则称为"微量元素"。虽然矿物质和微量元素对人体健康有直接的影响，遗憾的是，许多帮助身体保持最佳状态的重要元素都已从土壤或每日饮水中消失了，目前只有在千万年前的植物化石和火山矿土才完整存在着所有对人体有益的元素。

摄取适当比例的酸性及碱性食物

人体处于健康的状态时，身体应当呈现弱碱性（正常血液 pH 值为 7.4 左右），此时体内各种生化作用才能正常运作。饮食中如果摄取太多酸性食物，易导致体质偏向酸性，则新陈代谢变得缓慢，废物不易排出，增加肝、肾负担，各种器官功能减弱而容易生病。

至于酸碱食物的区分，并非指味觉所感受到的食物味道，而是在于食物经过消化代谢后所产生的代谢产物对于身体酸碱度的影响。

所谓的酸性食物是指食物在经过代谢以后产生如磷酸根、硫酸根、氯离子等阴离子。因为过多的阴离子在体内容易形成酸而造成酸性体质，通常肉类、淀粉类、加工食品等都是属于酸性食物；碱性食物则是食物在经过代谢后，阳离子（如钠离子、钾离子、镁离子、钙离子）多于阴离子，使身体保留较多的重碳酸根离子，所以造成碱性体质。绝大多数的蔬菜、水果和豆类食物都是属于碱性食物。举例来说，虽然吃柠檬让人觉得很酸，但是柠檬经过人体代谢后，可以产生较多阳离子，可以帮助人体改善酸性体质，反而是绝佳的碱性食物。为了维持人体的酸碱平衡，平日饮食酸碱性食物比例建议应维持约 20% ：80%。

理想的饮食指南金字塔

综合以上，与各位分享一个符合现代人健康需求的饮食金字塔，分别传递四个主要的饮食重点，也就是每日摄取食物类别指南【图二】、每日热量摄取比值【图三】、酸碱性食物摄取量比【图四】及每日摄取量指南【图五】。期待通过这样简单明确的金字塔图帮助推广健康的饮食观念。

现代人常狼吞虎咽吃些过度加工的食物，加上错误的饮食形态及烹调方式使得健康遭受重大威胁。在此，还是要再次提醒大家健康饮食的重点，尽量只吃简单完整的食物，多食高膳食纤维的谷类、生菜水果，避免过度烹调及过度加工的食物，口味清淡、细嚼慢咽，并以专心且自在悠闲的心情进食。如此一来，吃出健康活力绝对不是一件困难的事。

额外添加
天然维生素、
矿物质与微量元素

🥛 高钙高蛋白质食物
新鲜牛奶、羊奶或豆浆一杯

蛋白质
豆类3份或鱼、家禽0—2份

脂肪
植物油2—3茶匙（每餐必备）
坚果1—3份

高纤碳水化合物
水果2—3份，大量叶类蔬菜，全谷类食物6—11份（每餐必备）
（高纤维食物占每餐食物50%以上，达80%以上更佳）
（生食需占每餐食物50%以上）

【图二】　每日摄取食物类别指南

蛋白质
应占每日食物
总热量来源的10%—20%

脂肪
脂肪应占每日食物总热量来源的20%—30%

碳水化合物

碳水化合物应占每日食物总热量来源的50%—60%

【图三】　每日热量摄取比值

酸性食物
应占20%：
蛋、瘦肉、
五谷、精致淀粉类、
冰淇淋、精糖、白糖、
精盐等制品、果酱、果糖、
油炸食品、奶油

碱性食物应占80%：

蔬菜、柠檬、橘子类、杏仁、葡萄干、枣、
椰子、绿色蔬菜、芽菜、大豆、水果……

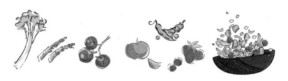

【图四】 每餐酸碱物质摄取量比值应为 20∶80

不吃
反式脂肪
（人造奶油）
油炸食品、精制
糖、盐

尽量不吃或少吃
红肉、白面包、
白米、精制面食、含尼
古丁或咖啡因的浓茶及其他刺激性食物

吃少量
豆浆、新鲜牛奶或羊奶
鱼、家禽0—2份

吃适量
植物油（每餐必须）
酪梨、花生油、橄榄油、菜籽油、大
豆油、亚麻籽油、坚果1—3份

吃大量
每餐含高膳食纤维食物至少50%以上
（达80%更佳），全谷食物、叶类蔬菜、
水果（生食占50%）

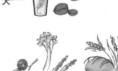

【图五】 每日摄取量指南

15

大自然的恩赐——调理素

何谓调理素？

世界各地的古老医学都十分重视身、心、灵的整体治疗，强调整体与均衡的观念，认为人体既是个体，也是天地整体恒常的完美设计之一。

生活在大自然的完美和谐中，我们的身、心、灵都应依循大自然的律法与秩序法则，而大自然也孕育了人类的一切所需，不论生理还是心理上的需求都能在自然中得到解答。在每个生物体的精密设计中都有自我疗愈的能力，只要将失衡的状态去除，就能启动身体的自愈机制并回到平衡的原始点。

自然中有许多天然有益的草本配方都能帮助身体建立应有的自愈机制，我称这些草本配方为"调理素"，英文称之为 adaptogens。丰富且多元的草本是大自然所提供最好的礼物，配合不同体质各有相对应的草本配方。因此调理素的补充，其实是根据个人的体质分类（biotype profile），宏观地调理整体而非局部改善。配合个人化（personalized）的体质归纳与定制化（customized）的调理补给，帮助我们回复应有的平衡点（balance point）。

你的药就是你每天吃的食物

现代医学之父希波克拉底在 2400 年前就曾说过："让你的食物成为你的药，你的药就是你每天吃的食物。"这个观念和中国人所说的"医食同源"是相同的。中医始祖神农氏尝遍百草，教人医疗与耕种，为的就是运用上天所赠予的珍贵礼物来帮助人，运用益于身心的"调理素"来帮助恢复体内平衡与运作。

在中国医学最古老的药物书《神农本草经》中，依性能与功能而将药物与食品分成三大类，就是所谓上品（上药）、中品（中药）与下品（下药），所谓"上药治心，中药治身，下药治病"，更可看出各扮演不同的角色。

所谓上品，又称为"君药"或"养生之药"，"以养君王之命为主，相当于天之药物，无毒，故长期使用亦无害。为期望长寿不老、身体健康、充满益气者所用之药。"上品为可连续服用的有益配方，长时间服用安全无虞，能帮助身体的内分泌、免疫、新陈代谢以及生理调节，并可达到所谓的调理气血或清心的作用，并帮助生理机能的正常运作。

各地的古文明都有自古流传至今的上品，这些益于身心的调理素，不但经历数千年的验证与考验，也是古人智慧的具体呈现。而现代医学也逐渐认同调理素对调整人体机能的确有显著的功效，就如同是自然的生物调节剂（biological modulators），能帮助内分泌、免疫、代谢等生理调节。

所谓中品，又称为"臣药"，适量服用能帮助养生或补充体力，有其益于生理之特定功效，但因可能之副作用并不宜过量服用。下品则为对症舒缓或治疗的治病药，因有副作用并不宜长期连续服用，主要目的着重于治病。

在此，我还是要再次提醒（苦口婆心，希望读者朋友见谅），在理想的健康规划中，每个人都应执行健康且均衡的生活方式，包括正确饮食、适当运动、呼吸调和、充足睡眠、有效因应生活中的压力，在理想规划中人们并不需要额外补充调理素。但在现今高度工业化的社会中，大多数人的生活未必能如此理想，在高压繁忙的生活中，快餐、外食与精致饮食也使这个理想更显遥远。

而要让身心从生存竞争、同侪压力、经济重担或种种烦恼中解脱，也着实不容易。这也是为何许多人为慢性疾病或种种文明病所苦，而调理素在现代人的健康落实上又是如此重要。

维生素和矿物质扮演什么角色？

美国医学会（American Medical Association）在 2002 年的会刊中公开建议民众，生活中应补充多种维生素与矿物质以促进健康，特别是女性、银发族和患有慢性病者。

这份报告指出，维生素和矿物质的摄取量偏低，可能会提高罹患慢性病的风险；同时，这份报告还指出一个许多健康专业人士和营养专家常提醒的事实：营养不良其实非常普遍，特别在银发族中更是如此。这份报告提到的营养不良相关疾病包括癌症、心血管疾病、骨质疏松症，最后还提到"让所有成年人摄取维生素和矿物质，似乎是最明智的选择"。

然而，我认为应该尽量从天然素材摄取所有维生素。只要情况允许，就应该尽量摄取含有新鲜维生素和酶的完整食物。天然食物的自然机制能让身体不会偏向极端。

要知道，**自然界强调的是均衡，而不是强效**。可惜的是，现在的土壤大多都缺乏能帮助维生素、酶等正确运作的微量矿物质。所以，光是摄取完整的食物，也不能让身体快速得到健康；此外，我们平常所吃的食物大都被过度精制，因此使得营养素匮乏的情形更为恶化，也使得我们必须求助于维生素和矿物质营养补充剂。特别是前文曾强调的，补充剂中的矿物质和维生素的剂型与形态是关键，与有机物并存的螯合形式，胜过离子形式。以有机化合物形式存在的矿物质和维生素能很快为人体吸收，并运用在需要的地方。

此外，因为每个人的体质差异，也就更没有一套标准公式能一视同仁地套用在每个人身上。我们必须秉持着实验精神，找出自己的健康特质及最合适自己的方式。一定要切记，人体内的生化反应随时在微调，所以对别人有效的饮食，不见得对自己也最好。这是传统医学课本上还没有触及的领域，所以每个人都应该多了解健康领域的最新发展，每天为自己的健康打好底子。

伍

消化系统与健康

16
消化系统是健康的关键

正常运作的消化系统是人体身心健康的关键。失衡的肠胃系统，会急速消耗人体能量，也是导致疾病的主要原因之一。消化机能的失调，已被视为造成身体上许多慢性疾病的根本原因。

奥地利名医马耶尔医师的名言"营养＝食物×消化"就已经明白指出，人体若没有健全的消化系统，食物就无法发挥真正作用。

然而，现代人普遍缺乏正确的营养观念和饮食习惯，消化系统真正健康的人少之又少。事实上，从成人或儿童身上，很容易发现因为消化系统的失衡，让身体变得负担沉重且容易堆积许多毒素，因此造成情绪不稳定、注意力缺失，并且缺乏活动力。

消化系统可以归纳出两个主要功能，一是以适当的机转（化学分解及细菌分解）将食物分解成生物体可利用的营养素，另一个则是按时排出利用不到的废物。如何维持两大功能的正常运作，则是迈向健康的关键。

最佳消化始于第一口食物

在古今所有的饮食疗法都强调，必须小口慢食，而前文也特别以业务员霍勒斯·弗莱彻的实例说明。食物必须咀嚼足够的时间，直到变成充分润滑、松软甘甜的糊状物才吞下，而且这种润滑作用必须靠唾液来完成，而不是借助喝水或汤，如此才会刺激整个唾液系统发挥最佳功能，产生酶。

也就是说，**当食物在口中，就已是启动消化系统的第一步**。唾液所分泌的大量酶及天然免疫因子，能够冲洗或消毒整个口腔，活化黏膜细胞，促进牙龈和牙齿的健康。而彻底咀嚼有助于放慢思维，让我们完全专注于进食的过程，享受所吃的食物并产生满足感，自然地就能减少食量。

如果能秉持饮食不过量，并遵循小口、细嚼慢咽的简单规则，身体自然能发挥应有的功能。在消化系统的另一端，就会制造出腊肠般的粪便——两端稍圆、有平滑的表面，就好像包在一层薄薄的黏膜中，也没有臭味。不只是粪便的形状和硬度很重要，频率也一样重要——排便必须规律，通常至少每天一次以上。

因此，对于注重健康的现代人来说，利用每天如厕时间检查自己粪便情形，是随时判断身体健康状况最方便的途径之一，同时提醒自己随时做好预防保健措施，让自己排泄功能维持正常，健康才能长伴左右。

肠子蠕动缓慢问题多

我们的肠子至少有 7—8 米长，所以在食物变成粪便排出之前，有些人甚至可能累积了 10 餐的食物在里面。想想看在这段时间，肠内累积了多少废物毒素。如同肺脏、肾脏、皮肤，肠道对于净化血液中累积的代谢物十分重要；同样的，肠子不只可以清除血中废物，同时也防止新的毒素进入体内。

消化过程中分解出的副产品对身体可能有害，也可能包括一些有毒物质，如靛苷（indican）、腐肉素（putrescine）、神经碱（neurine）、尸胺（cadaverine）、尸毒（ptomaine）等。这些物质都非常毒，只要少量注射就足以杀死一只实验室动物，而这些毒物通常都是从高蛋白质食物如肉类、鱼类或蛋类所形成的。

其他导致消化系统不正常的原因，可能是因为肠内细菌群丛的改变，特别是便秘及粪便性质改变。请注意，肠道是人体内唯一允许细菌存在的地方，而且这些细菌对维持身体正常运作非常需要。

肠内的细菌数甚至是整个身体细胞总数的三倍！这些细菌不只分解食物，同时也制造许多维生素，特别是维生素 K 和维生素 B 群这些身体必需的元素。

正常的益菌群，是出生时，母亲就赐给我们的礼物；当我们在出生后吸吮第一口母奶时，就播下了一生肠内所需要的益菌种子。但是，由于抗生素的过度使用，再加上摄取过量的不健康食物，往往会完全改变肠内的菌落，变成厌氧菌及腐败菌。

因此，不论通过摄取较适合正常细菌生存的健康食物，还是帮益菌重新在肠内繁殖，都能帮助肠道恢复原有的平衡。如果消化系统无法正常运作，肠道蠕动迟缓造成便秘，肠内黏膜内衬也会变得无力，有些毒素就可以轻易地进入血液，称之为"肠漏症候群"（leaky gut syndrome），不但会造成淋巴、肝脏的沉重负担，甚至溢入身体其他部位。

许多续发症状还包括全身不对劲、对工作失去兴趣、情绪不稳、易怒、神经质、口臭和身体有异味、有舌苔、背痛以及腰痛、睡眠障碍、头痛或头胀、胸痛、呼吸短促、血管痉挛（时常手脚冰冷）、眩晕、才起床就感到疲惫、大量出汗、皮肤痤疮、皮肤出现红疹、皱纹等。

所谓的"神经肌张力异常"（neuro-dystonia）、偏头痛、源自高血压和动脉硬化的疾病如神经痛、关节疾病等，事实上很多都只是肠道问题所引起的续发症状。因为这些症状在偶尔便秘时会特别严重，因此许多人都已经知道这些中毒征兆的原因。这种"自体中毒"的结果，造成了体内细胞与器官的受伤，尤其是感官、神经、血管及腺体部位影响最大。

两条肠道中，长约6—7米的小肠，对消化、养分的摄取，以及血液的净化特别重要，而大肠部分约长1.5米，主要负责排泄与发酵工作。肠道的感觉神经元因为分布较少，所以人们通常很少能及早注意到任何机能失调，等到发现时都已太晚了。

肠道不活跃及中毒，最后可能会导致胃炎、胃下垂、肠胃道溃疡，或是各种伴随腹痛、肠胃胀气、腹泻或便秘的小肠和大肠疾病；也会造成肝脏、胆囊和胰脏机能失调、痔疮甚至肠道癌症。

毒素可能因累积而产生慢性退化，引发各种表面看起来好像不相关的疾病，从皮肤痤疮、老化到肝脏问题，影响到其他器官及各种代谢和心血管疾病。

想要解决消化失衡的问题，就要对饮食、消化及清除方法有正确的知识。**令人意外的是，解决方法很简单，几乎人人都做得到。而且尽管许多问题看起来都与消化无关，但最后往往都会为生理和心理方面带来意想不到的改善。**

17
结肠影响整体健康

消化的基本生理学和生化学

结肠对人体健康扮演了关键的角色，但往往却也容易被人们忽略其重要性。从解剖学的观点来看，结肠不过是整个消化系统的最末梢，在养分被吸收后，负责将残渣排放出去的器官。

比起长度约6—7米的小肠，结肠的长度不过1.5米而已，但结肠的重要性却丝毫不比小肠逊色。也许正因为一般人都把结肠视为体内的蓄粪池而加以忽略，直到最近才开始逐渐了解结肠对健康的重要性。其实结肠功能的失调，与人体其他部分的健康不佳有关，包括心脏、免疫系统、肝脏、肾脏等。

紧接在胃后的十二指肠开始就是小肠区，是食物营养被分解吸收的主要场所。食物在咀嚼过后，会与消化液混合成食糜，先经过胃酸和酶初步分解，但是主要的消化分解工作则是由小肠负责。所以，我们可以把小肠想象成食物营养的化学分解工厂。小肠的分泌液多半为碱性，可以中和先前在胃部的强酸，在小肠中帮助消化的分泌液来自胆囊和胰脏

（胰脏酶）。肝脏所制造的胆盐，先储存在胆囊中，一旦进入小肠后，胆盐的作用就像是清洁剂一样，将食物中的脂肪酸和甘油酯乳化为微小的液滴，使肠壁细胞得以吸收。

小肠的结构就是为了达成最佳的吸收效果，肠壁上的多重皱褶和突起的绒毛结构能使吸收面积大为增加。小肠的环状肌和纵肌使肠道能产生规律蠕动，大约是每分钟 12—16 次，以便将食物向下推动。

在进食后的 8—10 小时后，食物应该已进入小肠，大多也被消化了。消化过的食物接下来会进入大肠，进行最后的消化程序和排出。

影响结肠健康的关键

结肠和小肠不同，结肠肠壁光滑，没有突起的绒毛结构，而是有许多个别收缩的"袋状"结构，促使大量的食物能向下移动。一般来说，结肠的神经分布并不多，因此我们不太能感受到结肠的肌肉运动。结肠会吸收残余的水分使粪便紧实，结肠细胞则会制造足够的黏液帮助粪便通行。

除了吸收水分和小肠没有吸收完成的营养素之外，结肠还是发酵的主要场所。肠道若健康，小肠内的害菌是无法发挥作用的。然而，却有成千上亿的微生物寄居在结肠中，数目是人体细胞总数的三倍（1万万兆），种类高达 400 至 500 种。这些细菌对于营养和消化非常重要，举例来说，维生素 K 的合成全仰赖于此，而维生素 B 群中也有相当的量必须仰赖这些微生物来合成。在缺氧或全然厌氧的肠道中，这些微生物很快地将食物残渣分解，分解后的产物包括吲哚、粪臭素、硫化氢、脂肪酸、甲烷、二氧化碳等。这些分解产物中，有些具有毒性（如靛苷、腐肉素、神经碱、尸胺和尸毒），有些会产生臭味。因此，我们可以把小肠看作消化的化学工厂，把大肠看作生物发酵工厂。

粪便的棕色是来自肝脏产生的胆盐，如果粪便不带棕色而是白土色的话，可能反映了胆盐分泌和消化方面的问题。

粪便到达直肠时，约还含有七成的水分，另三成则含微生物、食物残渣、膳食纤维素、人体无法消化的物质和体内的死细胞。

粪便进入直肠的时间，要看所摄取食物的粗糙程度和水分含量。粗糙的粪便会较快排出，而缺乏膳食纤维的软便则较难在肠道中移动。粪便在肠道中停留愈久，就被吸去更多水分，使得粪便更为紧实，若未能顺利排出，则会出现便秘。

结肠是设计用来排除人体最毒最臭的废物。最理想的状态，人体应该在进食的 24 小时后排除这些废物，然而，现代生活中以肉类为主食、高脂低纤的膳食，让一般的成人必须花上 72 至 96 小时才能将粪便排出。值得一提的是，肉类中蛋白质，只有不到 25% 能被完全消化并转化成有用的营养成分，其他的肉类蛋白质则在肠道中缓缓腐败，直到随粪便排出为止。

过度摄取肉食的缺点

现今常见的消化问题之一就是过量摄取动物性食品，在前文的草食动物/肉食动物/人类生理功能比较表中可看出，人类的肠道长而曲折，而狗、虎等肉食动物的肠道都是短而直的。肉食动物的结肠，就是为了使难以消化的肉类、胆固醇、油脂，在没有膳食纤维素的帮助之下快速排出。

也就是说，会在体温下发酵的肉类，必须快速消化并将其废物快速排出体外，但是人类的肠道构造，却会减缓这个过程，使肉类在肠道中腐败，导致各种健康方面的问题。毕竟，人体肠道并不是为了有效消化肉类而设计的。

为了倡导健康观念而拒绝继承 "31 冰淇淋" 家族企业的约翰·罗宾斯（John Robbins），在他最畅销的《新世纪饮食》（*Diet for a New*

America）中也说："狗、猫等天生的肉食性动物，不会因为高脂低膳食纤维的肉食得到结肠癌，但是人类却会。肉类腐败过程中所产物的毒素，因为对肉食动物来说，这些毒素会快速通过肠道而排出，因此对肉食动物不会造成问题，但是对我们却是一个问题。"他还提到，结肠癌是残害 20% 以上美国家庭的元凶，并在其他国家日益严重。

想要结肠健康，一定要从正确的饮食着手，也就是以高膳食纤维、低脂、蔬果为主的饮食。其中，膳食纤维的角色就像肠道内的扫帚，将卡在肠壁上的脂肪沿着肠壁扫下；而所有的动物性食物，无论奶、肉还是蛋都不含任何膳食纤维，且脂肪含量很高，这些动物性食物除了难消化或需较长时间消化之外，还会使结肠黏液分泌增加以包住未消化的腐败食物，结果导致一层又一层厚厚的黏膜包裹住腐臭的食物残渣，变成卡在结肠壁上的一层陈年老垢。

高脂、低膳食纤维的肉食还会导致许多结肠相关的问题，包括便秘、结肠憩室症、痔疮、肠易激综合征、痉挛性结肠炎和阑尾炎。这都是因为干硬的粪便在肠道中移动缓慢所引起，但借由改吃高膳食纤维、低脂的生机饮食和素食，就可因粪便软化、水分增加而改善。

除了营养不均衡之外，影响结肠健康的因素还包括忽视排泄的需求、缺乏运动、情绪和心理方面的问题，外来的毒素和药物以及缺乏足量的水分。我们应该让每个家庭都能建立正确的营养观念，让孩子从小就建立规律的排便习惯。

在此，要提醒大家注意几个生活细节，如过量摄取外来的食物刺激物，包括烟草、咖啡、酒精、巧克力、精制糖和其他精制食品，对消化和排便都有不良影响，会阻碍肠胃道的正常生理机能和神经反应。抗生素则已知会摧毁肠道内的正常菌落，使害菌和病毒大举入侵。缺乏运动会导致腹部肌肉无力，也使身体更无力负荷因不良饮食习惯而增加的负担。而情绪和心理方面的压力和紧张，会使肠道无法正常蠕动排便。此外，在忙碌的生活中，多数人的水都喝太少，身体处在长期缺水的状态，体液也会变黏稠，包括润滑肠道的黏液也是。

结肠失能引起慢性中毒

结肠的三大功能有蠕动使废物排出、吸收养分、维持良好的发酵环境和黏液生成。饮食生活习惯不佳的人，往往会使这三个功能都会大打折扣，使得结肠运动迟缓且功能不彰。为了使经由结肠吸收进入血液的毒素达到最少，肠壁会分泌大量黏液来困住这些毒素，但回过头来却造成宿便、便秘，陷入结肠健康恶化的恶性循环。

如果结肠无法正常运作，会使毒素开始累积，并再次吸收到体内。当毒素很快渗入血液而流遍全身，到达所有细胞，也就是所谓的"肠漏症候群"。就好比家里的排水管卡住了，所有的废物又淹回来房子里一样。

可能的症状包括体力衰退、疲倦、易怒、偏执、思绪混乱、虚弱、缺乏耐力、常生病等。在肠道中腐败的食物，会使有害的微生物菌落开始增殖，让人体进入疾病的循环。而结肠失能引起的慢性中毒，不但会造成抵抗力下降，也是身体衰退老化的开始。

由于人体需要消耗相当多的体力投入消化和排泄，一旦肠道功能失衡，就会产生精神衰弱、虚弱、沉重的感受。只要减轻肠道负荷，不要使毒素进入血液，就能省下大量的能量和生物活性，增进身体的新陈代谢和健康。

结肠带动全身的健康

医学博士阿巴恩诺特·莱恩爵士（Sir Arbuthnot Lane）是英国国王的御用外科医师，同时也是当代肠道疾病的头号治疗专家。在大大小小的手术中，莱恩爵士注意到一个意外的现象，当患者肠道功能被矫正后，许多与肠道无关的疾病都好转了，其中包括严重的风湿病、痛风等。这让莱恩爵士很快就看到肠道毒素和体内各种器官功能之间的关系，在他生命的最后 25 年中，莱恩爵士不断倡导以饮食方式来调节并维系肠道的健康。虽然身为知名的外科医师，但他仍建议以营养素来矫正肠道和慢性的健康问题，而非诉诸手术。

莱恩爵士进一步推论："所有疾病都是因为缺乏某些营养素（例如矿物质、维生素），或因为身体的防御力变差，例如缺乏天然的防御性菌落。缺乏重要营养素和防御性菌落时，细菌会入侵下消化道，产生毒素污染血液，并渐渐使体内的组织、腺体、器官步上退化之途。"莱恩爵士对肠道停止蠕动和毒化的看法是："**肠道的末端，应该是每 6 小时排空一次的，但是一般人的粪便常常停留 24 小时以上，结果就是造成溃疡和癌症。**"经过实际观察后，他得出一个结论，器官之间的平衡至为重要。只要一个环节出了问题，其他也都会发生病态。

由于结肠是每天进食后，正常排泄毒素和废物的出口，因此，从结肠可以更明显地看到这层关系。结肠和身体其他部位的关系，并不是传统的因果关系就能解释清楚的。根据中医的说法，结肠的经脉与许多器官相连，包括皮肤、肺脏、上呼吸道。足部反射疗法的理论也有相近的说法，他们将身体视为一个全像，相互联结犹如一个微细的能量网络，不仅只是形态上或解剖学上的联结而已。

便秘是健康问题的根源

知名天然营养治疗师诺曼·沃克博士认为，便秘是"几乎一切疾病的头号祸首，造成人体系统的失衡。对文明人来说，便秘是最盛行的疾病"，"即使肠道蠕动正常的人，还是可能发生因为粪便累积在结肠壁上，而导致便秘"，"很少人能理解身体若无法有效将废物排出体外，便是任大量废物在结肠发酵腐败，日积月累下来可以达到致死程度"。

看到这里，也许您会暗自庆幸："好险，我没有便秘。"但是，沃克博士的研究指出，即使肠道蠕动看来正常，还是可能发生结肠便秘。"熟食者一天有数次的肠道蠕动，并不足以作为健康的指标。"想想前面介绍过的结肠壁黏液囤积的结果，里面有多少未消化的腐败食物！

人类历史上从来没有一个时期像近两个时代，有这么严重的便秘问题。这个现象，可以归诸生活形态的变迁，以及过多精制食品、肉类占据了我们的餐盘，再加上长期缺乏膳食纤维和缺乏运动所致。又因为我们吃得比历史上任何一个时代都还多，导致便秘问题更为加重。过量摄取不合标准的食物，才是健康问题的根源！要保持健康，必须在摄入与排出间，创造出身心的平衡，包括呼吸、饮食、运动等。现代人很明显已经因为吃得太多、停滞太多，而打乱了自然的平衡。

清除过去累积的宿便

回复肠道健康，特别是结肠的健康，是今日追求自然健康的重要主题。因为结肠是食物残渣和废物长年累积的地方，因此回复结肠健康，代表着要清除过去的宿便，同时也意味着给身体再次复苏的机会。多数自然疗法的医师们所采用的策略，大致来说都是非常简单。

首先，让肠道休息一段时间，减少不良食品的摄取，或是采用帮助排泄的饮食，像是生机饮食、蔬菜汁或对身体有清洁作用的草本调理素。

配合清洁步骤，生机饮食可以使体内的菌落恢复正常，再搭配益生菌（probiotics）和益菌素（prebiotics），加速恢复正常菌落的数量。益生菌是活的益菌，能够在肠道中生存繁殖；益菌素则是只能被益菌分解利用的多糖或蛋白质分子，能在肠道中塑造对益菌友善的环境，使益菌能顺利增殖。

真原医：21世纪完整的预防医学

经过一段时间的休养、清洁，菌落回复正常后，还必须要接受饮食和生活形态方面的调整，养成定期排便的习惯。唯有通过结肠健康的彻底大整修，身体才能得到完整康复的机会，走上青春、再生之途。

虽然每种自然疗法学派对如何回复肠道健康有不同看法，但基本上都包括下列步骤：

（1）清除肠道累积的陈年宿便。

（2）改变饮食：由产生毒素的饮食，转变成平衡、帮助排泄和清洁的饮食。

（3）适度断食。

（4）清洁结肠。

（5）使菌落生态恢复正常。

（6）清除心灵的旧习惯。

简单的实践就能改善生活质量

肠道清理的程序务必依个人的健康情况而调整。基本上，**我建议食疗和调整生活方式等较温和的方法。只要饮食稍微调整，提高生食蔬菜和水果的比例、摄取足够的矿物质、减少加工或过度烹煮食物的比例，落实细嚼慢咽的习惯，使肠道菌落恢复正常。最后饮用足量的优质饮水，搭配正确的运动，相信可以帮助大多数人恢复结肠的健康。**虽然温和的做法需要较久时间才能见效，却是从根本下手矫正的最佳方法。

其实只要简单的实践，就能改善您和周遭朋友的生活质量！现在已经有上百万人通过简单的实践，就减轻了长期宿疾的痛苦，并进一步踏上自疗和自信的道路。这些都是最悠久，也最经得起时间考验的古老智慧，也就是教导我们如何寻回失去的平衡，不光是饮食，还包括生活中所有层面。

18
姿势与肠道健康

姿势不良

姿势不良其实是现代人普遍存在的问题，尤其是长时间维持固定姿势的朋友，如在计算机前头部连续前倾数小时、因工作需要长时间弯腰前倾、重心不平均的不良站姿等。

各种不良的站姿、坐姿、走姿其实与人体健康息息相关。虽然看起来一些慢性病和姿势没有直接关联，但许多慢性病可能来自姿势问题。所以，姿势不正就应该矫治。

在国外，整脊疗法（chiropractice）及整骨疗法（osteopathic medicine）的专业训练和传统医学（俗称的西医）一样严格，需由官方认证并核发执照。而两种医疗方法皆大力倡导并提供结构调整的实际方法，特别是头部和脊骨，以回复人体身心的健康。

任何疗法都必须被慎重评估，重点是要对患者有帮助。一般人往往受新技术和复杂的疗法吸引，我相信，疗法其实愈简单愈好。简单的疗法不只安全更能根治病源，长期调理效果更佳。例如螺旋形态的扭转运

真原医：21世纪完整的预防医学

动或拉伸运动，虽然动作简单，却有一般直线运动所无法达到的结构调整效果，只要持续每天做，必能感觉不同！

许多因素会导致身体结构排列发生位移，包括可矫正的先天性新生儿脊椎侧弯，以及婴儿在出生或成长过程时因外伤或压迫造成的物理伤害。然而，多数人是因老化或不健康的生活习惯而使身体结构开始偏移，例如久坐不动和错误的生活方式。不过，最常见的还是因为平时姿势错误。

那么该如何自我检查姿势是否正确？只要在镜子前放松站立，先正面然后侧面地观察身体，任何可观察到偏离直线，即被视为不良姿势。

蠕动缓慢的不健康肠道，会导致不良姿势

奥地利医师马耶尔是医界中首重健康科学而非疾病科学的先驱。在数十年的临床观察中，他整理出大约 6 种不良姿势。这些不良姿势不仅影响人体曲线美感、使人懒散或提早老化，还影响人体对疾病的警觉性。马耶尔医师认为，除了肿瘤、受伤、怀孕等特殊状况外，不良姿势是因人体为防止消化系统功能变差或受损所导致。

6 种不良姿势中，以下将以最严重的"鸭式"及最常见的"大鼓手"为例说明。

"鸭式"多半出现在女性【图一】，妇女自髋部以上整个上半身前倾，而为了平衡臀部重量，在背部造成一个不自然的曲度，因此行走时，臀部的摆动就像鸭子在踱步。马耶尔医师认为，一般人所嘲弄的"鸭式"，事实上是

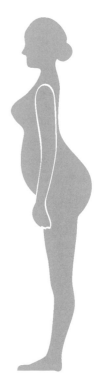

【图一】鸭式

因为肠道长期蠕动无力所致。健康的小肠不会挤压到腹腔中的其他器官，但是装满半消化食物的下垂肠子，却对邻近的器官如卵巢、子宫、阴道、膀胱及其血管造成压力，因此身体为保护这些敏感的器官而采取此姿势以"挪出空间"。

马耶尔医师指出，鸭式患者常有消化道问题，如习惯性便秘、打嗝、胃灼热、胀气、胆囊疾病、痔疮，以及因肠蠕动不良和毒素堆积导致的肌肉发炎。此外，脊椎长期不自然弯曲，也会导致经期紊乱，如腹绞痛、经期失调、性功能障碍。不仅如此，也可能发生阴道脱垂、膀胱炎、尿失禁等状况。

马耶尔医师常提到的另一种不良姿势是"大鼓手"【图二】，习惯于这种姿势的患者，在肠道中往往累积大量的气体和宿便，使腰椎必须补偿性的弯曲以保持平衡。也就是说，腹中充满气体和宿便的人，为了避免身体向前倒，都会如此站立；由于对腰椎的第四、五节造成过度的压力，这种姿势会导致神经根部的疼痛刺激、破坏脊椎节，造成下背疼痛、坐骨神经痛与腰椎疼痛。

彻底清理肠道，改变饮食习惯，除了可以恢复消化道的健康之外，也可以矫正许多不良的姿势。若能同时配合简单的螺旋拉伸，帮助身体的平衡与姿势恢复正常，整个人会感觉焕然一新。不光是外表，连行动都会更年轻、更敏捷，人一旦从毒素造成的沉重负担中解放出来后，各种困

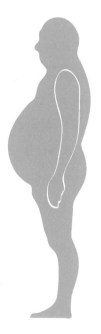

【图二】大鼓手

扰身心的问题便会迎刃而解。很自然我们的情绪会愈来愈稳定，性格也会变得正面开朗，生命也因此充满意义。

正确的姿势对健康有关键性的帮助。这也是为何多年来，我常开课与朋友们分享正确姿势的重要性，在课中我会带着大家做些具有疗效的姿势。我称之为"疗效性姿势"，英文称为therapeutic posture。

在做疗效性姿势时要稍停留最少5—10分钟，让大家体会疗效性姿势带来的心情沉淀、气脉疏通、舒筋活络的作用。

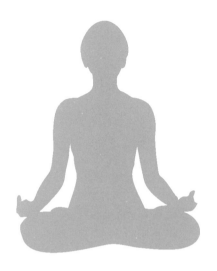

【图三】盘腿

以盘腿为例【图三】，不论两腿交叉还是单盘、双盘，都是适合每个人调整身心的最佳工具。在盘腿放松的过程中全身的毛孔都会打开，可以在盘坐的大腿上盖条毛巾，避免受到风寒着凉。进行的方式如下：

- 坐的时候用垫子把臀部稍垫高约2—4厘米，身体要注意保持正直，现代人由于生活作息都长期维持在前倾的姿势，因此当身体挺直的时候往往会感觉好像有点向后倒，其实这才是正确的姿势。
- 下巴要稍微向内缩，眼睛向下大约45度角，两只手可以直接放在大腿上，也可以把手掌交叠放在两腿中间。
- 姿势摆好以后闭上眼睛。闭眼的目的主要是希望不要受到外界环境的干扰，如果担心会有昏沉的现象时也可以让眼睛稍微张开一点点，保持半开半闭的状态，放松地观想即可。

只要亲身体会，您必能感受盘腿或其他疗效性姿势带来的调正或疏气活络效果。

在第8篇我会介绍几种静坐方法，这些静坐方法也是简单可行的疗效性姿势，只怕偷懒不做而已。过去为强调疗效性姿势的重要性，我甚至与朋友开玩笑说"这些姿势比刷牙还重要"。疗效性姿势是一个浩大缜密的系统，并非三言两语可详尽说明，希望未来能借由更多作品与大家完整分享。

陆

运动与呼吸

19
修身且修心的运动

规律运动的益处

人体肌肉骨骼结构就像一件完美的建筑架构，体内各器官组织因此架构获得适当支撑并正常运作。但随着年龄增长、错误姿势、过度压力与劳碌，都会造成肌肉紧绷或身体僵化。

长久的不良生活习气使得肌肉与肌肉间的筋膜（myofascia）容易黏附在周围的组织，并进而造成肌肉的僵硬与冻结，而这也可能带来身心疲惫的恶性循环。因此，不论生活再繁忙，还是应当培养规律运动的习惯。尤其高压力族群更是如此，因为这是走出情绪低潮与纾解压力最快、最有效的方法。

运动时会刺激大脑分泌一种称为"内啡肽"（endorphins）的激素，使身体获得舒适与愉快的感受，让人产生欣快感，甚至提高对疼痛的耐受力。执行规律的运动并配合正确呼吸方式，不仅能舒缓紧张与压力，还具有许多健康效益如促进心肺功能、增强免疫力、改善睡眠质量、维持体态匀称等，更能启发身心的自我疗愈。

真原医：21世纪完整的预防医学

运用螺旋原理的运动

每个人或多或少都会运动，但是一般人很少探究其原理。仔细观察西方运动文化就会发现多数运动方式都相当激烈，例如促进肌肉生长的举重或是消耗热量的有氧运动等，强调肢体横向或纵向的直线性训练。东方的运动文化则讲究柔和放松与气脉调整，着重全身肌肉关节和五脏六腑达到全面性的活动与伸展。

许多东方的古老运动系统，如瑜伽、太极拳、柔软体操、气功、道功等，都是科学且内外兼修的运动，运用"螺旋"（vortex）运动原理而活动到身体全部的关节。

至于螺旋是什么呢？其实观察宇宙大小动力，大到星球爆炸、宇宙成形或是大自然中空气或水的流动，小至次原子（sub-atomic particles）的运行，完全都在一个螺旋状态下。**此种状态是阻力最小、阻抗最少的动力原则，大多数动植物的生长也都依循螺旋原则，所以说螺旋是宇宙间最有效率的运动方式。**

其实早在数千年前，古人就已融会贯通螺旋原理并加以应用。虽只是单纯使用宇宙最根本的动力（螺旋）来当基础，却自然能衍生出所有其他新生的动态，诸如旋转、延伸、开阖、绞转、压缩、共振等。

唯有运用螺旋原理的运动，才能从脖子第一关节（C1）到尾椎（coccyx）全身上下各关节皆可以动到，甚至达到重新调整（realignment）的效果。

彻底拉伸让身体更灵活顺畅

提醒大家，当拉伸到最彻底的时候，应该维持该姿势数秒钟并调整呼吸，尽量拉长吐气后，运用"神经肌肉本体感"（proprioceptive neuromuscular facilitation）来获得肌肉与粘黏筋膜的最大放松，借此我们认为能达到相当彻底的"筋膜放松"（myofascial release）。在稍做停留与调息中做到彻底伸展与放松，重要的是深度而不是频繁的伸展次数。

过程中身心自在、没有任何勉强，在动中求静，并在动静合一中放松到无限。这样的彻底拉伸，不仅可以改善肌肉耐力还能提高关节的柔软度，让身体行动更灵活顺畅。在全面性肢体调整（尤其是脊椎骨）获得重新调整状况下，许多慢性疾病都能趋于好转。螺旋拉伸运动的优点就是只靠自我运动不需借助他人，就可达到全面性肢体调整。通过这种螺旋形态的运动，可以把人的气脉穴道打通，更能帮助改善许多慢性病。

日本有医学研究证明，**假如一个人不断做伸展运动，持续一年下来就可延长好几年寿命**。西方也有这种说法，"关节多年轻，你就多年轻"（you are only as young as your joints）。道家修行也认同，关节与骨头若能如在母胎中柔软，是达到长生不老的基本条件。所以健康长寿并不难，就怕没有恒心毅力，半途而废。一旦习惯了此运动，改做其他运动时，有时还会发觉不过瘾，似乎动得不够彻底，没办法按摩到体内五脏六腑深处。由于运动量够，做不了几分钟就会汗流浃背甚至冒出很稠的汗，可以感觉到像是由体内深处排出的废物。

古人说，当一个人开通顿悟后，一切就没有阻碍了，"动"与"静"完全合一。提醒大家，运动时要完全放松，就好像把意识融入身体内，才能感受到动静合并状态。此时，不论运动方法是刚柔还是动静，至柔却也最刚，至动却也极静，动感或静态运动系统的抉择间一点矛盾也没有。

修身亦修心

古老的运动系统不仅强调修身，更重视心灵纯净、谦虚感恩与高尚品德的修持，强调身、心、灵的同步提升与全然和谐。

　　　　　　　　　　　　　　真原医：21世纪完整的预防医学

修心的第一步就是"感恩"，在每次吐纳、每个动作中，都充满着我们对身体每个细胞的感恩。此时我们对宇宙众生尊重且关心，对万事万物感恩且珍惜，而人生观点与处事态度早已全然不同。感恩的心是知足自律的，不贪婪、不欺骗、不做伤害他人的事；感恩的真我是回馈奉献的，是无私付出的，是喜悦且不求回报的。

当我们心存感恩并乐于帮助他人与回馈社会时，身上的"气"是与天地谐振的"正气"，此时，人生态度与生命价值会有不可思议的转变，而这也是启动身心灵自我疗愈的开始。

运动是重要的疗法系统之一，而这个系统周延缜密、工程浩大，受限于篇幅，本文只是粗浅介绍。未来我会以更完整的作品来分享运动系统，希望通过这些作品，每位朋友都能体验完整的运动系统，让运动不再仅是信息或理论。

20
深层的呼吸方式

彻底的腹式呼吸

生命呈现于吐纳间。试想我们能忍受几天不进食、不喝水，但能够几分钟不呼吸呢？

显然呼吸的确是生存第一要件，然而除了维持生命外，正确的呼吸方式还能促进健康。正确的呼吸方式应当用腹式呼吸，而且吐气要缓慢且深长，如果仅是胸式呼吸，呼吸容易太过短促。运用腹部呼吸，每个呼吸循环才够彻底。一般的胸式呼吸必须2—4倍的循环量才可能满足身体的需要，且这种呼吸方式十分消耗能量。

完整的呼吸循环，重点在拉长吐气时间。在拉长吐气中，甚至可达到"息"的境界，让身体气脉完全打开，也就是古人所讲的"天人合一"，更甚者可达到"通"的境界，此时身心非常舒畅，情绪开朗、稳重，遑论对健康会有多大的好处了。在此状况下，人体亦最无阻力，对人生充满正面信念。

腹式呼吸法应是在轻松心情下，长时间不断坚持练习，并将此呼吸理念带到日常生活中，最后，不论吃饭还是睡觉，随时都是养息的机会。

从"吸、吐"看健康

呼吸是身体全面健康的指标，经验丰富的医生，根据呼吸的长短、气味、声音，就可以诊断出一个人的健康情况。

对一些慢性病患者及生命迹象垂危者，医生们无论中方还是西方皆是仔细观察病人的呼吸状态，以便得到最正确无误的诊断，据以下药。甚至许多伟大的哲学家，如柏拉图就曾多次讨论到正确呼吸对身心的深远影响；当时许多名医，包括现代医学之父希波克拉底，都曾不约而同地建议人们应培养正确的呼吸方式，并阐述正确呼吸对维护健康甚至治疗不同疾病的功效。道家静坐、佛家观想、印度瑜伽、希腊柔软功等，无不强调以正确的呼吸达到健康保健、长生不老的境界。

许多俄罗斯专家认为"过度换气"（hyperventilation）其实是一种不正确的呼吸方式。过度换气仅对身体产生局部刺激，短期内运用此种呼吸方式并无坏处，但是长期过度换气，可能产生气喘、过敏等问题。

俄罗斯专家们认为人体最理想、正确的呼吸方式，应该像海底生物，如海豚一样呼吸，亦即呼吸时吐气尽量拉长，让吸气和吐气的时间比例达到约 20%：80%。俄罗斯发展了许多训练呼吸的技术，亲身体验过的有几十万人，在气喘、过敏、高血压和种种慢性病方面都得到不可思议的改善。**利用腹式呼吸，身体内的能量不但增加，且能改善许多慢性病，降低身体体温，达到促进健康的效果。**

其中一位俄罗斯专家布泰科教授（Professor Konstantin Buteyko）在近 40 年的临床研究发现，呼吸时若尽量将吸气缩短、吐气拉长，血液中二氧化碳浓度自然会增加，血红素（hemoglobin）也就容易将氧分子释放出来给细胞。一般呼吸下，则血中二氧化碳浓度将降低，血红素中的氧也较不易释放出来。近年来，此种理念也在英美等国大量推广，让许多气喘及其他慢性病人因此减少服药用量，甚至完全不须再服药。

健康长寿的第一步

后来，布泰科教授和发明家弗拉基米尔（Vladimir F. Frolov）融入道家和佛家的观想丹田法，开发出"内呼吸装置"（inner breathing device）。作用有三：

（1）让血液中二氧化碳浓度自然增加，形成"高碳"（hypercapnia）状态。

（2）氧分子浓度降低，造成"低氧"（hypoxia）的环境。

（3）维持肺泡微血管的正压状态，以"内呼吸装置"中，水之液位高低来建立微小正压（不超过40 mmHg）。

在最短时间内，经由此种"内呼吸装置"加上丹田观想，降低体温并活化细胞机能，使脉搏跳动次数降低，在吐气时间拉长下，达到情绪稳定、安定的境界。

此种呼吸法和道家的理念一致，都是拉长吐气。最有效的呼吸练习是在心情很平静的情况下进行。就如同中国道家静坐冥想和佛家观想呼吸方法"anapana"（梵语，入出息之意）一样，即吐气拉长且微正压状况下，可造成身体另一个呼吸"动力"，此种呼吸方式就叫"内在式呼吸"（inner breathing method）。

更重要的是内在式呼吸不但可以提升全身所有细胞的能量达4—8倍，同时还可以减缓新陈代谢的速度。最明显的外在效应是体温会下降1—1.5℃，体内有害的自由基浓度下降4—8倍。

日本与俄国的科学家们曾以科学方式推论，体温每降低1℃，人们可以多增加许多年寿命，因此运用内在式呼吸是健康长寿的条件之一。在儒家、道家、佛家及印度瑜伽术都有此一说：在修行过程中，人体新陈代谢会自然变慢，犹如动物冬眠。体温会降低，呼吸也会变慢甚至接近停止，接下来，心脏跳动也可能变慢或停止，连脑波动也将停止，此为长寿的第一门槛。我认为上述科学家的研究，其实只是数千年前古人就已流传下来的常识，相信未来必能被大规模且先进的临床试验所验证。

呼吸训练成就健康

从现代科学的角度来看，呼吸是身体少数可借由随意肌及不随意肌来控制的特殊功能。也就是说在意识的训练下，导引非自主性的呼吸。呼吸通常是非自主控制进行的，但在恐惧或惊吓时，会发现呼吸是急促的；而在安静的环境下，会发现呼吸会变得很和缓、很均匀。

虽然大家都知道这些理论，却不会特别注意。经过刻意的呼吸训练后，此种自主性的控制呼吸方式，随时可以取代影响原有非自主控制的呼吸，这正是神经医学及心理医学最先进的治疗法"曳引作用"（entrainment），运用呼吸来预防气喘及忧虑症等疾病。

怎么做呢？当身体感觉不适时，例如在气喘前兆出现时，马上拉长吐气，脉搏次数自然会降低，如此便可避免气喘发作。这种自救方式在俄罗斯、东欧、西欧都已有成效。多年来，我在美国及中国台湾地区都常运用呼吸训练的课程与朋友分享，也发现深层的呼吸方式确实对体质改善有不可思议的效果。

通过此种将吐气尽量拉长的呼吸训练，协助调整过往错误的呼吸习惯是健康很大的突破。

改变习惯的过程，是寻求健康的最大关键，对个人来说更是一大挑战。人一旦可以成功克服旧习，势必会给自己带来更大的信心，在人生观念

上也会有很大的调整。

正确的呼吸，可以为人体带来许多好处，彻底改变呼吸方式能帮助我们借由"气"来改变体内细胞及新陈代谢，达到改善体质的目的。最重要的，还是希望读者亲自试验这深层的呼吸方式，真正体会腹式的内在呼吸所带来的不同。

柒

身心灵的全面诊治

21

了解疾病的根源

完整无缺的实相

当我们提问"什么是疾病的根源"时，便已说明我们仅是单纯由身体的观点出发，从这个地方去检视健康和生活的每个层面。一般人所谓的健康或不健康，都是单纯地从身体的观点来看，通过身体而架构出对万事万物的观念和感受。

由于身体（肉体）的存在，在某种程度上便已区别了"自我"与"他者"。人从出生后便存在一个错误的基本假设，认为"每个身体都是独立运作的个体"。人们视身体为一个能出生、成熟、衰老、消失的客观实体，这种观点不仅隔绝了身体与宇宙中的其他个体，也让我们忽略了身体、心灵及其他细微的影响。因此，我们必须停下来，仔细想想"我们究竟是什么？"不了解这一点便畅谈疾病与健康，似乎无法厘清根本。

人们常以为自己就是那个能知、能见、能听、能想、能哭、能笑的个体，然而当完全跳脱"观察者"和"被观察者"的角色时，身体（肉体）并未在那一瞬间"消失"，我们只是突然地直接体验到万事万物，不需

真原医：21世纪完整的预防医学

通过自己或身体的观点便能体察完整无缺的一切，这便是真正的"实相"（reality）。**在顿悟当下，身体假相会突然消失，实相既不在体内也非在体外，真正的实相原本便已完整无缺，容纳万有。**届时我们将会明白自己或身体正是局限的主因。

人类存在的最大矛盾

说到这里，或许你正疑惑，"如果身体并不真的存在，要如何谈论关于健康或疾病的一切呢"。

静心思索人类存在的最大矛盾，便是奠基于错误的"分离假设"。人们依此为自己的人生创造出一连串的事件，不断地将本我分解为感官的觉受（包括视、听、嗅、味、触觉）及想象力的经验片段。借由这些信息的输入所创造出的宇宙万有，却反过头来不断提醒我们，生而为人必将面对死亡的脆弱。自此，我们为自己设定了健康和疾病的观念，所以，我们也花费许多心力在关照及满足身体的需求，如进食、饮水、排泄、抚慰，以满足每一个欲望。

但当我们真正觉醒时，身体不再是分离的实体，我们也不再受限于健康或疾病的状态，不再受短暂的妄想所迷惑。我们将过着内在平静、完整实现、真实体悟的生活。这种超越任何短暂快乐的宁静喜悦，才是我们的原始面貌。只有真实的体悟才能使我们永葆快乐，让健康的潜能完全苏醒。只有完全的觉醒，才能带来完整的健康，无人例外。

在体悟的当下，我们将顿然由出生以来便承担的所有紧绷关系在两难中释放，存在的重担也从此脱落，成为自由的人、真实的自己。在这种状态下，我们看待生命和一切的眼光也会截然不同。

从因果业力的定律来看，万事万物都不过是作用力和反作用力的无尽序曲，直至时间终止方休。从这个观点来看，疾病反映的正是过去某时空中我们的行为结果。只是我们选择创造出"我"的假相,与自己分离,才有如此的展现。人们可以不停地追逐各种治疗疾病的方法,但若不了解我们是谁,终究无法一探疾病的根本原因。

谈到因果、业力,多数人会直接联想到宗教,这其实是一个幻想!

"因果律"是自然界最基本的定律之一,牛顿第三运动定律的"作用力/反作用力"原理就已揭示了因果律。200年前,这个定律由于定义不完整,只反映了线性论域或我们所能知觉的时空中的作用与反作用。然而,真正的因果律是跨越时空障壁的,许多物理学家已体会到,缘起和因果是真实不虚的,并以此发展出超弦、网络理论,以这些复杂的数学理论来解释宇宙是连续性的全相整体。一旦这个原理完全建立,并为科学社群普遍接受,人们今日所了解的医学将彻底转变。

心念的改变需要彻底体悟

唯有彻底体悟,才能真正改变现状或转变业力。彻底的体悟会带来心念的遽变,心念的遽变会改变我们的一切,包括信念、价值观、性格、好恶,以及一切的一切。我们会以许多方式经历重生。唯有通过对自己的"大手术",通过重生,我们才有希望改变命运,包括改变自己的健康,整体的转换引领我们超越,超越对人之必死的恐惧与担忧。

心念的改变需要行动支持,必须将体悟以行动展现,时时刻刻觉知自身的责任,无论饮食、生活还是念头,对身体、对环境还有与他人的关系皆然。**行动代表的是最高等的道德品行,让我们纯净地生活与思考,每一字句、每个念头都充满了虔敬与慈悲,没有行动,就不算真正的了悟。**

唯有通过行动,片刻不忘,才能矫正或消除习惯的能量。习惯是过去所有业力所累积的总和,除非彻底改变,否则生命仍会持续处于令人不适的失衡状态。唯有看清造就我们的习惯并改变它们,才能将自己由业力的循环中解放出来，改变命运，超越时空的限制。

在两极间的平衡点

健康生活应当是两极之间的自然平衡，如果自然的平衡被破坏，就会导致不适或疾病的状态。其实，看清这一切是多么的无常，我们并不需要现在所经历的这么多刺激，无论酒精、烟草、垃圾食品还是昏沉或过度刺激的生活形态。这一切，只是简单地遵守律法：一种削减所有的过度，让我们清醒且对生活负责的律法。

所有的教导都是为了提醒我们活在平衡中，在每一瞬间活出身心整体。大脑的左右半球、性格中的内外向、内在与外在、上与下、前与后，都必须睿智且充满创意地去平衡，在每一个当下都是如此。唯有如此，我们才能将生命领往存在的十字路口。

22
完全的疗愈

和谐的量子谐振

在 21 世纪的今天,虽然由于人们不断地努力,已使得各个科技领域都展现了惊人的重大突破,但人类对于自然界与生命息息相关的许多力量却仍处于相当无知的状态。举例来说,人们尚不清楚意识如何产生,如何储存,甚至是如何传递信息的。单靠神经传导的原理,也就是以物质来解释它是无法成立的,因为意识的传导比光速还快。

在 20 世纪初,有几位优秀的物理学家提出"量子力学"的观念以描述微观粒子。当物质粒子变得极小时,它就不再遵循牛顿定律,因此物理学家以"量子力学"来解释粒子的不规则运动。但"微观"之量子力学或"巨观"之物理现象,或许都只是人们所给予的区隔,也许未来更先进的科学能证明最微小到最巨大的体都离不开"量子谐振"的规律。

量子力学的理论虽然可以解答所有过去无法解释的现象,但它对科学的全面影响尚无法确定,因为根据量子力学,没有任何事物是固定或确定的,它的存在也就是观察的结果取决于观察者。

至于量子谐振，它的观念就更难理解了。量子谐振是指散布于自然界中从最大到最小的一切事物，都处于一种统一、和谐状态。这就好比，共处于一个体系中的所有个体，都存在于一个单一和谐的振动状态，但这种状况却只有在超越时空状态下才可能存在。在量子谐振的环境下，不仅能量上是趋于最稳定状态，达到最少的能量耗损，在组织上也是处于最高的规律与次序。既然最高规律与次序就是生命本身，因此只有在量子谐振的状态下才能解释生命的完美过程。

人类与生俱有的和谐快乐

古人在很久以前就知道，人类必须与大自然和谐共存。由于人的身、心、灵是一连串密不可分的能量流，在谐振状态时，它与天、地、万物是和谐的，也是合而为一的，这是人类与生俱有的能力。

我们原本是和谐、快乐和健康的，当量子谐振被破坏时，身心就会被带往退化与不快乐的道路上，于是引发出许多所谓的"文明病"，包括高血压、心脏病、糖尿病、纤维肌痛症（fibromyalgia）、抑郁症、癌症以及其他许多慢性病。因此，在尚未回到与宇宙谐振的状态前，要恢复完全健康，是不可能或者说是做不到的。也就是说，仅靠药物治疗是不可能恢复健康的，我们必须主动找回与生俱有的谐振状态。

直到现在，医学界才逐渐了解这个基本概念，认同人们需要整体的疗愈，而非仅仅治疗某一特别的疾病或是某一器官的病变。人们与他本身的疾病是无法分开的，因为疾病的病征其实是显示身、心、灵在更深层次出现不和谐的现象。在过去，这些见解都会被认为没有数理或科学根据，但现今有许多医师也认同，除非身、心、灵达到和谐，否则任何治疗皆不能触及疾病的根源。

从内心彻底转变

究竟每个人该如何达到身、心、灵统一的状态？相信大家都希望活在和谐安宁的状态，但究竟要如何做到？答案非常简单，只要内心彻底转变就能做到。

内心的彻底转变意味着在分分秒秒中，我们都必须完全了解自己和生命。这个转变也代表着我们有足够的勇气，深入地探索自身，检视我们的态度及一切，找出自己的缺失及做错的地方，能真诚地忏悔并立愿改善。悔改的力量之大会带给我们全新的角度，观看自己、这世界和周遭的一切。

因为这个理解，我们就必须对自己的生活方式做彻底改变，不只包括多运动、以更多生鲜蔬果为主的饮食习惯，它也会使我们对一切事物（甚至病痛）存着感激之心及乐观正面的看法。它会驱动我们向内观察自身的动机，反省生命的价值，并将这些失而复得的价值观和周围分享，因此它也驱使着我们踏出去。如此一来，我们生命的每一天都将过得充实、有意义。这个彻底的转变是达到身心灵痊愈的基础，不论西医还是中医，迟早都会回头欣然接受这种方法。所有的科技若要继续，都无法与此简单的理论脱节。

当内心彻底转变并在我们的行为与态度上显现出来时，我们的身心即可达到统一性，这也是自然的量子统一性，肉体上的治疗只是这转变中的一个简单延伸。内心的转变是解决疾病的首要工作，它能重整我们的身心，进而准备迈向痊愈的未来。

更重要的是，内心转变能促使我们打开心胸迎接生命。"打开"的**心胸是一颗充满怜悯的心，怜悯与慈悲是宇宙中最强的统一力量，它比任何力量都能战胜所有不适。充满正向、感恩与慈悲的念头，是帮助身**

真原医：21世纪完整的预防医学

心灵和谐最简单、也最直接的方法，也是自我疗愈的第一步。

内心的彻底转变，是"真原医"最根本的核心

内心的彻底转变就是真原医最根本的核心，它把量子谐振或是完全的和谐状态从大自然再带回生活中，并利用现今的纳米甚至次纳米科技来达到古人数千年前就已知道的事实。

而这和谐状态不需摒弃现代科技，两者完全不冲突。我相信达到谐振是恢复全地球健康的第一步，也是重要的关键。但是最终，这一切都要靠自己主动追求，并且落实在每一天的生活中。也只有自己真正体会与领悟后，才能够帮助其他人转变他们的心，最后，也转变他们的健康。

23
细胞健康的观念

细胞健康理论

从细胞到人体整体，都维持着独特的平衡状态，这是重拾健康的关键。事实上，也唯有细胞内外的条件平衡时，才能确保细胞的健康；包括营养的摄取、废物的排出、适量的代谢产物，以及围绕在细胞周遭液体的平衡。人体内的细胞数目高达 30 兆以上，维持细胞的健康，人体才能得到真正的健康！

1912 年的诺贝尔医学奖得主亚历克西斯·卡雷尔博士（Dr. Alexis Carrel）在洛克菲勒医学研究所（现今的洛克菲勒大学）时，成功地将鸡胚心脏组织细胞在体外保存了 29 年！后来细胞之所以死去，是因为助理一时疏忽，忘记更换细胞培养基造成的。卡雷尔博士说："细胞可以不死！细胞之所以死亡，是因为细胞赖以生长的液体老化了。定期更新培养液，细胞能得到新的养分，生命便得以延续。"体内的细胞也是一样，如果能得到适当的养分和照料，所有的细胞都应该能长期健康地存活。这就是"细胞健康理论"的基础。

要维持细胞健康的前提，应该注意以下几点要素。

有益于细胞的环境

细胞应该在好水、矿物质及维生素足够且均衡供应的环境下生长。所有重要的营养素应该供给平衡、酸碱比例正确，且温度适当。正如塞缪尔·韦斯特博士（Dr. C. Samuel West）在 *The Golden Seven Plus One*（暂译《健康关键七加一》）一书中指出的："只要细胞内外的液体环境正确，细胞就不可能损坏或死亡。"

这也是卡雷尔博士在 20 世纪初期，一生努力所获得的经验。细胞内的水和水龙头流出来的水不一样。细胞内的水结构良好，是真正的活水，和一般的水相比，稠度、黏滞度、波动、催化性质截然不同。

有益于细胞的食物

健康的细胞需要健康的食物。最健康的细胞食物，必须易于被人体同化，并为细胞使用。一般来说，生长自拥有完整矿物质及微量元素土壤的生鲜蔬果，是细胞最能够利用的养分，且土壤中完整、正确的矿物质和微量元素，能使收成的作物具有催化能力。

正如获原义秀博士（Dr. Yoshihide Hagiwara, M. D.）在《神奇的大麦苗》一书中指出的："维持矿物质的均衡，是健康的关键。"

有益于细胞的运动

体液和细胞所处的环境液体，必须经常流动，才能使细胞保持健康，因为细胞周围营养液的流动，除了能确保氧气供应充足外，还能使营养的摄入与排出维持在适当的平衡点上。

营养液的流动如果变得迟滞，所有细胞也会变得虚弱无力。运动是促进营养液流动的最佳方式，在各种运动项目中，拉伸运动和有氧锻炼特别有帮助。

有益于细胞的防护

除了靠健康的免疫系统保护细胞免于伤害之外，来自天然食材的营养素，是最佳的抗氧化剂和免疫提升剂，因此，某些重要营养物质的平衡能保护细胞免于经常性的氧化伤害。

有益于细胞的态度

正面的心理态度会在各个层次影响身体，尤其在细胞层次，笑声和愉悦等正向情绪，能增进全面的细胞活性；而哀伤和沮丧等负向情绪，则会抑制免疫系统和细胞功能。

休息、净化、重整

唯有每日关照细胞的健康，我们才能够重拾身心整体的健康。我设计了一个简单可行的行动系统，囊括日常生活的点点滴滴。只要三个步骤：休息、净化、重整。

休息

第一个阶段是停下来，包含所有的生活习惯，还包括惯有思考模式。只有停下我们的惯性，才有机会省思自己以及自己对生命所做的一切。借由突如其来的改变，如全新观念或方法，或饮食、生活形态、观念上的急遽变化，皆能达到让身心平息的目的。有时候，在面对全然不同或陌生的事物或情境时，身心也会在突然的震撼中停格，进入平息的状态。面对危机状态的开始也有这种情况。

净化

停下来之后，接着是净化的阶段，让身心自行清除废物。在重新建构身体之前，我们必须知道如何排出造成负担的众多毒素，摆脱出生以来所累积的一切污秽，无论化学毒素、废物，还是束缚我们心灵的种种习气。在净化过程中让身心回复远离已久的平衡点，许多的营养素和方法，都只是用来帮助加速身体净化的辅助工具。

净化阶段可能引发令人不适的"好转反应"，也就是一般人所说的"痊愈危机""净化作用""排毒反应"，这些反应都在预期之中，在身体完全净化前出现。虽然可能感到不适甚至痛苦，但这都是身心痊愈前必须进行的步骤。

重整

最后，就是身心的重新调整和重新训练，让身心以全然不同的方式运作。这个阶段，通过习气的彻底改变，而使心念发生相应的变化。从这一点开始，从事有益身心的正确行为，学习平衡生活、保留生命能量，并通过充实服务的生活，在广大的宇宙定径中，完整实现觉照生活的循环。想要过着符合健康的生活，我们必须以正确的方式完成所有事情，不只是吃得均衡、睡得正确，还要在生命中的每个层次相应调整，包括适当的运动、与大自然和周遭的人保持适当的关系，在影响健康的所有因素上接受适当的教育，适当节制心灵以追求更高的灵性成长。

没有任何的单一疗法或补充品能完成这一切，我们必须将整个身心奉献出来，对自己的健康负起完全的责任，时时刻刻以觉醒的方式，在生活中实现你对自己改变的承诺。通过休息、净化、重整的整体转变，并提供细胞健康的必需因素如环境、食物、运动、态度、防护等，我们才能以全新的体悟来生活。

24
身心清净

自净与自愈能力

健康的层次和生命本身一样的复杂，虽然身体与生俱有各项自净与自我疗愈的能力，但只有在身心处于和谐状态下才能正常运作。

正常状况下，人体就像是一台具有自我修补功能的机械，经由皮肤、肺脏、肾脏、直肠这四大排泄器官，进行自我清洁的功能；除此以外，正确的思想、稳定的情绪，也是平衡生命的重要因素。

然而，在现今复杂的生活条件下，我们需要更多努力学习保护这些自然的清洁与平衡机制，让它们发挥正常功能，否则一旦这些功能失衡，疾病与衰老就很容易发生。

身体清净

皮肤需要足够的运动量

皮肤有呼吸及排出废物的功能，所以应该常常洗澡以维持皮肤的清洁，但这还不够，皮肤还要得到足够的运动量。如果皮肤缺乏足够的运动，表面的血液循环变差，就会丧失应有的弹性和健康。加上人们经常以衣物遮蔽大部分皮肤，使其变得苍白、缺乏活力，所以将皮肤适当地暴露在日光和空气中是对健康有帮助的。每天洗澡过后摩擦身体，也是照顾皮肤不错的方法。

氧气是最重要的生命力元素

氧气和水分都是体内的最佳清洁剂，氧气能燃烧体内的物质，将这些东西转化为气体、碳水化合物、尿素和其他能够经由血液运输而排出体外的废物。大部分的氧气经由肺脏吸收而来，再经由血液运送到体内成千上万个细胞。但现今多数人因为活动力不够，因此无法得到足够的氧气。所以，如果各位希望为血液补充更多的氧气，全面性的身体运动是唯一可以达到的方法。

同时，为了让身体获得更多的氧气，正确的呼吸方式也很关键。现代人因为长期焦虑紧张，以致呼吸速度愈来愈快，快吸快吐的呼吸方式，非但无法让身体获得足够氧气，也在呼吸的同时消耗大量能量。因此，利用腹式呼吸应尽量拉长吐气时间，不仅可以让每一口吸入的氧气完全被身体充分利用，也可以平衡自主神经。

肾脏需要足够水分帮助身体清洁

正常情况下，肾脏会好好地照料自己使其运作正常。但可惜的是，如果我们不能为身体提供足量的水，体内就没有足够的水分来冲刷废物，进而导致疾病产生。个子娇小的女性，每天应喝约 2000 毫升的水，而个头大些的男性，每天应喝约 3000 毫升的水，这是维持肾脏健康的第一步；下一步就是正确的饮食，不要吃加工以及调味过度的食物，以避免加重肾脏负担；第三步则是不要滥用药物、酗酒，对内脏来说，酒精是非常难以处理的物质。当然，咖啡、香烟的使用量是愈少愈好，这些物质会使身体正常运作机能下降，加速器官退化。

正常的肠道功能可避免废物再吸收

便秘，是现代人非常普遍的毛病！便秘会使肠道内的废物累积过久，使其中的废物再度吸收进入血液和淋巴液中。长期累积的废物如果无法顺利排出将会加速身体失衡，甚至产生疾病。

一个人如果无法做到正确的呼吸、运动，正确饮食，喝足够的水，便秘则是一定的结果。正常的大便应该柔软、容易成形，我们每天应该至少让肠道排泄发挥一次功能，如果能够两次的话会更好。

为便秘所苦的人，可以在起床后喝 500 毫升以上的水，同时加入一点柠檬汁，或者也可以不加。当然正确饮食、大量饮水、适当运动，特别是有益于腹部肌肉收缩与放松的运动，都是必要的。除非肠道器官已发生相当程度的变化，例如肠道已产生纤维化沉积，或肠壁已失去弹性，否则只要坚持正确的生活方式，就能够克服这个疾病。

思想清净

错误的思考以及毁灭性的情绪也是导致身体失衡的重要原因。"错误的思考"包括负面、压抑、以自我为中心的思考。

"毁灭性的情绪"，像是极度的恐惧、忧虑、沮丧、愤怒、嫉妒、贪求、偏执，都会使内在紧绷、神经机制受损，同时让内脏运作困难，削弱消化、吸收、排泄的功能。这完全是一个我们自己造出来摧毁自己健康的敌人，因为这些情绪往往是阻碍身体健康的关键。

该怎么培养正确的思考习惯？简单地说，**正确的思考就是以清晰、冷静的方式思考，让生命因为宽容与善意而充满活力。虽然听起来很简单，但我们必须努力学习才能真正做到。**

能学会冷静思考的心理态度，并培养善念的人，就已经使生命远离大多数的毁灭性情绪了。虽然负面的情绪还是会潜入，但是已经到达此一境界的人，不会矫情，也不会不欢迎这些情绪，因此这些情绪很快就会消失。当然，远离毁灭性思考，进入建设性的境界，是需要时间和努力的。然而，幸福、满足和成功的回报是如此强大，的确值得我们向前努力。虽然人没有十全十美，但这仍然是一个神奇的目标，健康就是得到提升后的奖励之一。

所谓建设性的思考，是以清晰、无杂念的心智，去发掘人生在世所遭遇的问题并解决它。

也就是说，凡事要能够以清晰宽容的方式来思考，对万事怀以善意。做任何计划都不只是为了自己，还能够为了别人着想，有舍有得是生命的定律，付出愈多，在生命中就能获得愈大的快乐与满足。

身体自净需靠身心和谐

经常有朋友问我："我饮食正确，为什么还会生病？"有些人甚至能清楚说明他们多么注意自己的饮食方式。但不论饮食、运动还是呼吸，都只是生命中的一部分，即使饮食正确，人还是可能会生病。

我们追求的是全面的均衡与和谐，当身体建立一个自然的内在节律，才可以帮助我们克服内在与外在的各种变化与压力。所以我们必须由日常中每个行为、念头甚至每个态度着手，无论肉体还是心理上的层次都要小心照顾，如此才可以真正远离疾病迈向健康。

25
好转反应

身心的自我清理

好转反应是身体在纯化或排毒过程所导致的一种身心综合反应。由于身心突然被撼动，停止了惯性而得以休养生息，引发身体自我清理的过程。好转反应可由两个层面来看，一个是身体上，另一个则是情绪和心理上。

在毒素被身体排出前，必须先由细胞深处释放出来。一般情况下，这些日积月累的毒素和废物会进入血液并流动至全身，导致生病部位外的身体局部或全身性的好转反应。在本来生病部位的附近，呈现表面上看来像生病的状况，但事实却相反。

另一个层面是情绪和心理的反应，通常是消沉无力的感受，和戒除酒精、香烟、咖啡和其他成瘾性药物后的戒断反应非常类似。

使用草本植物、调理素或在饮食上改为蔬果生食，停止饮用咖啡、精制糖、巧克力、汽水、酒精和药物，就可能引发这种反应。

好转反应的症状

好转反应的症状，跟毒素的排出密切相关。毒素通过血液流动，会经由肺脏、肾脏、皮肤、肠道而被排出体外。除了肠道中食物的残渣外，排出的毒物还包括长年在身体中累积的毒素，包括肌肉中的尿酸、血管中的胆固醇、由淋巴结释出的有害菌、药物和成瘾物质（尼古丁、咖啡因、自由基）。

可能症状包括：

- 神经肌肉方面：肌肉疼痛、头痛、恶心、虚弱无力、疼痛、寒战、没胃口、麻木、昏眩、视力缺陷、口干舌燥。
- 心理方面：沮丧、易怒、呆滞、头昏眼花、紧张。
- 睡眠方面：睡眠形态改变，突然嗜睡或失眠。
- 代谢方面：新陈代谢过度旺盛，例如出汗、潮红、发烧、心跳过速、过度换气；或新陈代谢变慢，常寒战。
- 排出大量黏液：出现白色或黄色舌苔，鼻涕变多、多痰，或者带有异味的痰，不舒服、疼痛等类似感冒的症状；有些女性白带会增多。
- 肠胃道方面：肠胃不适、口臭、腹泻、便秘。通常粪便的颜色会变深，并有恶臭。
- 皮肤排毒：青春痘、红疹、水痘、发痒。每天泡澡的患者，在好转反应期间会发现洗澡水脏了许多，洗完澡浴缸会留下一圈灰色体垢。
- 尿液方面：尿频，尿液颜色和味道改变，常出现混浊和有骚味的尿液。
- 其他：局部肿胀和疼痛。

严重的好转反应症状，该怎么处理

好转反应的强度和性质，会与个人体质和排毒的速度有关。通常并不建议打断排毒过程，除非症状严重到难以忍受，否则应该让身体走完整个排毒流程。基本上应该避免使用止痛药和其他药物来降低好转反应带来的不适。一般来说，只要渐进地改变饮食形态和生活方式，应该足以减轻好转反应的强度。

好转反应通常不超过两三天，但也常常有人持续好几个星期，直到毒素完全排出为止。大致来说，在好转反应后，会立即感受到能量和健康的巨大回升力量。在某些疾病中，好转反应可能会重复出现多次，但是每一次的强度都会稍减。而处理好转反应的几个方法就是喝大量的水，最好选择优质的矿泉水或花草茶，刷洗皮肤、多洗澡，在空气好的地方长息散步，做轻松的伸展运动，避免油炸和肉类及其加工制品。

好转反应是疗愈必经的过程吗

如果不了解原因，大多数人会对出现好转反应十分困惑，尤其一些看似正常的器官，在这个过程中突然疼痛起来。**人们一直以为痊愈等于感觉更好，而不是更差，反而难以接受在痊愈的过程中，先排掉毒素才能痊愈的观念**。事实上，这种短期挫折，正是人体自我疗愈的潜能开始运作的首要征兆。在我们的细胞组织内，长年累月错误的饮食作息已经囤积了不少有毒废物。很多人在经历多次好转反应后，才惊觉原来身体能累积这么多毒素。即使经历好几次好转反应，还是能够感受到这些毒素残留对身体的影响。

基本上，多数的人都认同与其让毒素安稳地藏在体内，乘虚发病，不如忍受毒素浮出表面带来的短暂痛苦，以解决心腹大患。然而，好转

真原医：21世纪完整的预防医学

反应并不仅是一个将毒素赶出体内的反应而已。在痊愈的过程中，身体的反应看起来会很像病情的逆转过程；换句话说，**好转反应就像健康状态突然改成开倒车，把病情前进的序曲，倒过来再表演一次。从这个角度看来，好转反应正是疾病和痊愈必须经历的共同步骤。**

近 200 年前，美国顺势疗法之父康士坦丁·赫林博士，在他的"痊愈定律"（Hering's Law of Cure）中就用非常生动的方式描述："所有的痊愈都是由内而外、由上到下的，而且与病症出现的顺序恰巧相反。"身体有自己的记忆，可以在痊愈的过程中逆转，也可以继续往退化的方向走，这个基本的观察在医学史中俯拾皆是，许多早期的名医都完全了解恢复健康前，必须先诱发好转反应的道理。

现代医学之父希波克拉底在 2500 年前便说："只要给我一个发烧现象，我可以治愈所有疾病。"在他后来的亨利·林德拉尔医师（Dr. Henry Lindlahr）也提到："只要给我一个好转危机和反应，我可以治愈所有疾病。"好转反应其实已是医学界的主流观念，直到近百年前抗生素和许多化疗的方法被普及，好转反应的观念才渐渐式微。

当我在纽约还是一个年轻医师时，当时接触到的许多资深医师都十分认同好转反应的观念并身体力行，而我个人亲身观察许多病人的痊愈过程，也没有一次违背赫林博士的"痊愈定律"。由于我个人的看法和许多主张自然疗法的整体医疗治疗师一致，都认为必须经历过某种形式的好转反应，才可能将体内潜藏的疾病连根拔起。这个道理和生命本身一样基本，也同样经得起任何今日科学标准的检验。

在前面提过，好转反应也有情绪层面，强度不会比身体反应弱。情绪上的好转反应，也可以看作是一种有戒断症状或消沉的净化作用，包括易怒、愤怒、情绪爆发、不稳定、抑郁。改变任何惯性，都可能产生类似状况。可惜很多人因为觉得这些情绪自己无法应付，就提早放弃了新饮食和新生活方式的尝试。

然而，伴随着好转反应同时出现的情绪危机，事实上能帮助我们成长、成熟。如果没有危机，没有痛苦，则很难在身心产生重大变革。常言道，"不经一番寒彻骨，焉得梅花扑鼻香。"这是所有治疗师的共同体验，身心必须经历过好转反应，才能进入治疗的转机，并得到完整转变。

相信了解好转反应能帮助你对健康有更进一步的认识。我相信，维持与提升健康本身就是一种主动的动态过程，需要当事人下定决心，达成身心灵重新调整，而不是只被动依赖药物的力量。因身心清理而引发的好转反应过程，或许令人感到不适，却能帮助我们身心统合、恢复健康。

26
体内净化

温和断食带来身心转变

多年来，常有朋友提问"断食与灌肠对健康是否有帮助"。我总是与他们分享马耶尔医师的名言："与其教导人们如何断食，我们更该教人们如何正确饮食"。也就是说，虽然适度断食的确是净化体质的有效方法之一，但正确饮食形态才是健康的根本。

利用这个机会与各位分享一个事实，自古至今，其实有许多卓越的营养学家或整体疗法医师认同断食对健康的帮助。只是近百年医学快速发展后，日新月异的新医学观念使得人们忽视断食疗法，甚至担心断食会有副作用。

仔细观察，其实各文化或宗教都有"禁食"（fasting）传统，如犹太人在赎罪日禁食、基督教徒禁食祷告、印度教徒在圣日断食、穆斯林在斋戒月的白天禁食，而佛教僧侣在苦修过程中也会断食斋戒或闭关。断食传统其实已传承数千年，偶尔适度的断食不但不会带来健康伤害，相反地对断食者的意识转换与提升是有帮助的。

现代人的饮食失衡大多是过度而非不足，**站在医学的角度，断食就如同在个人的饮食习惯上突然喊"卡"，趁机让消化器官适度休息，这其实相当合理。身体平时耗费许多能量在消化上，适度断食能让身体休息，并将能量转为身体所需的疗愈之用。**我们自出生以来，就习惯一日多餐，有时过度饱食，适度断食能打破这个习气并彻底清理身心。

所以我常建议朋友们以开放的心胸面对断食观念，不妨试着了解温和断食所带来的身心转变。

断食而非真的中断饮食

我个人的看法和许多临床营养学家相同，认为断食时饮用蔬菜汁、果汁、蔬菜汤、花草茶的效果，比只喝水更能达成断食的目的。**断食期间如果只喝水，反而容易因缺乏粗膳食纤维使得肠道蠕动减缓，废物和毒素更容易堆积在体内。**

新鲜蔬果汁比水更能有效将毒素排出，且富含一般熟食所缺乏的酶和生命力。利用蔬果汁这种"活的食物"来达到"断食而非真的中断饮食"，是较温和且能帮助扫除肠道废物的断食方法。

至于每个人可以断食多久，其实要视个人体质而异。世界各地有许多医学中心，帮助患者进行为期数周之久的断食，对重病或身患绝症的患者，通常也能产生不错的效果。

但是要进行这种激烈断食，一定要有合格医事人员从旁协助。我个人建议，一般人采取较温和的定期蔬果汁断食养生法即可。一开始不要超过一天，可以从晚上就开始，只吃清淡的蔬菜汤当晚餐，第二天可以喝蔬菜汤和蔬果汁，直到第二天的晚餐结束。为了方便起见，可以选择不用上班，能够放松独处的周末来进行一日断食。在这一天散散步，做些轻松的伸展运动，尽量接触新鲜空气和自然环境。这样的断食既安全又有效，也不会打乱平常的工作和生活。

至于"断食是否需要搭配灌肠"，一直是一个颇具争议性的话题。主要是因为断食期间缺乏固体食物，肠道蠕动趋缓，排便的能力多少会降低。其实由于东西方的饮食文化不同，西方人的肠道毒化问题较东方人严重得多，因此会有人建议断食时搭配灌肠来解决肠道毒化问题。而**东方人其实只要在饮食上用点心思，不见得需要采用灌肠法来排毒。**

新生活态度才是关键

即使在断食排毒后，平日的饮食习惯仍应彻底调整，才能够维持断食已带来的益处。身体必须要重新锻炼，才能接受全然不同的食物。不管哪种文化，只要提到断食，就会提到生机饮食。所谓的生机饮食是以生鲜蔬食为主的全方位食材，也是大自然赋予所有益处的食材。生机饮食富含酶、维生素、矿物质和其他未经加工破坏的营养素。人体肠道内的菌群，在各种食材的搭配下，也会恢复该有的平衡，帮助人体吸收更好的营养素。即使常常进行断食，还是需要常吃生机活力食材，才不会让体质毒化和疾病的恶性循环再次发生。由此可知，**正确的饮食形态才是体内净化的关键**，除了慎选食材、细嚼慢咽外，进食时尽可能将水果和正餐分开吃。因为水果是已经由大自然预先消化过的食物，需要的消化过程很短，饱餐之后马上吃水果，容易让水果在肠胃中因滞留过久而发酵，反而会影响消化吸收。

此外，简单的饮食搭配，比复杂多样的美食更能够使营养素被人体完全吸收。还有，我们应多喝纯净好水，尽量让自己养成正常排便的习惯，至少每天一次。断食或其他排毒方法只是让身体暂时休息，重要的是，我们不论在饮食、运动还是情绪等各方面，都应抱持与以往截然不同的新生活态度，这才是治标又治本的健康关键。

捌

身心和谐与静坐

27
压力与健康

压力与疾病的研究调查

美国压力调查中心的报告显示，约有 75%—90% 的一般门诊病患的病痛是因压力而导致。单是美国，每年就消耗掉 50 亿美元镇静剂、50 亿美元巴比妥酸盐、30 亿美元安非他命以及 16 000 吨的阿司匹林，以上还不包括常用的消炎止痛药布洛芬（Ibuprofen）及泰诺止痛剂（Tylenol）中的镇痛解热成分——"乙酰胺基酚"（acetaminophen）。

医学上常统计因高胆固醇、糖尿病、抽烟等危险因子导致心脏病的概率有多高，但事实显示，这些高危险因子所引发的心脏病病例，远比不当减肥、环境、作息或压力所引发的心脏病的病例低。伦敦大学的艾森克博士（Dr. Hans J. Eysenck）在 1988 年发表的重要报告中指出，未经适当处理的压力所导致的死亡率，大于因癌症、心脏病及吸烟造成的死亡率。

事实上，在心脏病发后，复原与否的决定性因素，并非完全决定于动脉是否阻塞等生理状况，还包括病人的情绪。美国卫生教育及社会福

真原医：21世纪完整的预防医学

利机构一篇令人讶异的报告指出，"对工作的满意度"及"对人生的乐观程度"是决定心脏病人能否复原的重要因素。以下还有一些相关报告与读者朋友分享。

- 无法妥善处理自身压力的人，死亡率较无压力者高了4成。
- 哈佛医学院针对1623位心脏病发后的复原者进行研究，发现情绪波动大、易怒者，其心脏病再发率是冷静者的2倍。
- 哈佛大学公共卫生系追踪1700位30岁以上男士20年后发现，常忧心社会百态、个人健康及经济状况的人，罹患冠状动脉硬化性心脏病的概率明显增加。
- 另一份分析202位职业妇女的报告中显示，工作、家庭、朋友的冲突是引发心脏病的重要因素。
- 一项针对2829人，55—85岁之间，位居要职且觉得能控制自己人生者的大型跨国研究发现，他们的死亡率较生命充满无力感的人少了6成。
- 美国梅奥医学研究中心的报告指出，心理压力是未来罹患心脏病的重要指标。

许多压力往往已存在很久，但人们却有意无意地忽视它，直到身体承受不了而爆发各种身心疾病，才肯正视这个问题。因此消除长期性压力是必须要做的工作。

长期日常压力影响健康甚巨

1997年杜克大学的研究指出，每天一点压力对健康的影响远超过偶尔一次的剧烈灾变。紧张、沮丧及悲愤都会减少心脏血液的吞吐量。在日常生活中的情绪变化所引发心脏病的概率，是因心力衰竭、心脏输血不足等危险因素引发心脏病概率的两倍。

压力是身心对任何扰乱平衡的改变所产生的自然反应，当我们的认知与期望不符时，或无法完全掌控我们的失望感时，压力就会出现。压力会使身体失去协调，导致负责体内平衡的两大主要生理系统（自主神经系统及内分泌系统）失调。

自主神经系统失调

自主神经系统控制我们内脏的功能，包括呼吸、心跳及消化功能，一有不适，就会立即反映出来；内分泌系统则需要较长时间才会显示，但持续的时间也相对延长。当压力过大，其他系统也纷纷受到影响，造成身心失衡。

自主神经系统是不受大脑意志控制，负责调控人体内脏生理活动的周围神经系统，因机能不同而分为"交感神经"（sympathetic nervous system）与"副交感神经"（parasympathetic nervous system）。

当人体面对威胁或感受到压力时，"交感神经"因过度反应而释放大量的神经传导物质，同时也驱动了人体的"打与逃反射"（fight-and-flight reflex），此时心跳加速、血压升高、肌肉紧绷，呼吸也开始急促。而"副交感神经"的作用则是减少消耗、保存能量，使心跳减慢、血压下降、呼吸平缓等。两者的机能是相辅相成，合作使体内器官处于一个平衡的状态。

内分泌学家汉斯·谢耶博士（Dr. Hans Selye）有个非常知名的压力研究，他发现压力来自对"打与逃"反应的失控，严重的失衡使体内的交感神经持续亢奋。所以为了纾解压力，往往第一个想到的就是刺激副交感神经来放松。

内分泌系统失调

至于在内分泌方面，肾上腺素及肾上腺皮质激素则被认为是引起惯

真原医：21 世纪完整的预防医学

性压力的主因。肾上腺素参与交感神经的立即反应，如心跳加速、肌肉紧张。但当长期处于交感神经亢奋状态时，肾上腺皮质激素会重新设定整个身体的平衡点。这么一来，将会减弱我们的免疫系统、降低葡萄糖利用效率、加速骨质疏松、减少肌肉、抑制皮肤生长与修复、增加脂肪囤积（特别是在腰臀）、降低记忆力及学习能力。

值得注意的是，制造肾上腺皮质激素的前驱物同时也负责制造DHEA（脱氢表雄酮）——维持体内青春的激素。长期压力会使体内倾向合成肾上腺皮质内分泌而减少合成 DHEA，进而造成各种内分泌失调。

这些长期性压力逐日累积，直至身体无法再承受，疾病就爆发了。一般认为陷入重大疾病前，压力会先释放警告，但这显然是不对的。杜克大学的研究显示，仅有极小部分的人在心脏病发前感觉痛。

换言之，大多数的人在心脏病发前，完全无法感觉到压力已威胁到他们的心脏了。我们总认为压力来袭时，身体抗压系统会自然地应对。殊不知对身体而言，其并无判断的能力，一旦压力来袭，身体就得全部承受、全面动员。因此不论压力是否得到妥善的处置，身体都已受到伤害，也因此常有人说身体不会判断是非，它只会承受伤害罢了。

如何抗压

压力是身心失去协调的状态，即它是一种"不协调"的状态。**克服压力最主要的方法不是去减少造成压力的事务，而是如何改变对事情的认知。唯一解决压力的长期、有效办法，是彻底改变心念，从一个更宽阔的角度去看待生命。**

国际压力调查中心总裁伯罗斯医师（Professor Grabam Burrows）综合长期以来有关压力的研究报告后，得到两点减压结论：

（1）问题出现时所持的认知角度。

（2）问题出现时的沟通方式。

我们往往不能改变生命中所发生的事情，却可以放宽心胸来面对，这才是减轻压力的不二法门。

压力往往会造成一连串的自我伤害，了解压力、面对它，几个提醒非常重要：

- 压力往往来自我们对事情的观感，而非事情的本身。
- 压力通常并非来自生命中的重大问题，而由日常生活中未妥善处理的小事所累积。
- 怨恨、愤怒、沮丧、失望，这些负面情绪一旦产生，是会在心、脑甚至全身通行无阻的。
- 以更宽广、体谅的心去观看各种事物，可以帮助身体重回平衡、协调的状态。这种心境的转换可以改变压力，引领我们进入崭新快乐的生命世界。

28
心脑相依

心脏是内分泌器官

过去 20 年间，许多新的学科如神经心脏病学、神经免疫学，甚至心理神经免疫学等陆续出现。因为这些新学科将过往被认为不相关的许多系统紧密地结合起来，使我们能很清楚地知道身体各部分不只是因为激素和神经而彼此密切相关，在磁场及能量上更互通有无。

1983 年一个由心脏所分泌的激素"心房钠尿肽"（atrial natriuretic factor，ANF）被发现后，心脏正式被划分到内分泌系统。ANF 简称为"平衡激素"，它可以降低血压、维持体液比例和电解质的平衡状态。

ANF 影响身体许多部位的功能，包括血管、肾脏、肾上腺、免疫系统及脑部管理控制区域。除了 ANF，心脏还可以制造过去认为是由脑、神经末梢或心脏组织外的神经节所制造的许多激素及神经传导素，如去甲肾上腺素、多巴胺等。

心脏与脑的连接

心脏与神经间的连接不仅是高度复杂的，它与脑的连接方式更是独特的。当心脏跳动时，可以形成一个传递速度快于实际血流速度的血压波动。血压波动有自己的频率，这个频率的振动与呼吸系统及自主神经系统内的其他频率紧密相关。

在健康状态下，人体内的各种频率可以形成一个大的共振，也就是说所有的频率会连贯成一个使身体呈最佳状态的稳定频率。一些研究学者认为血压的波动是显示心脏与脑之间的联系，以及心脏对脑活动力影响的生物生理现象，当血压波传达到脑细胞时，可以清楚地测量到脑电流的变化。

以前认为大脑制造的电磁场是人体最强的，然而出乎意料地，**研究证实心脏的电磁场更强，其强度可达脑的 4000 倍以上。精密的高斯仪可以在身体 3 米外测得心脏的磁场**。美国心脏数理研究所（Institute of HeartMath）发现，**心脏与脑的电磁场有极强的同步性，人体觉得愈和谐，心脑之间的同步性就愈强**。

测量同步性的方法之一，是测量"心率变异"（heart rate variability，HRV），亦即测量心跳速率之频率间的变化。人体心脏并非以固定的速度跳动，即使处于稳定的生理状态下仍然会有所变化。这种因交感神经与副交感神经交互作用，使得相邻心跳之间隔有所变化的现象称为心率变异。

心率变异的测量数据来自一段时间（数分钟或数小时）的连续心跳记录，不但能反映出人体自主神经系统的平衡变化，也可用来评估受试者的健康情形。它不仅是测量心跳速率的变化和同步化的方法之一，也是对身心灵和谐状态的一个简单测试。

以往医生们认为，只要心跳稳定就代表健康状况良好，现在则认为心跳速率的改变是自然现象。心率变异数值会随着年龄增长而衰退，所以是一个良好的健康状态及生理年龄的预测指标。

以往人们总认为稳定的心跳速率是健康的指针，现在正好相反；心跳速率变化的衰减是疾病的显示，同时也强烈暗示未来健康可能出现状况。心率变异事实上测量了心脏与神经系统间的弹性，并反映出我们的健康状况与弹性，也可以说是对身、心、灵间平衡状态的简单测试。

心脏频率不协调会增加心脏及其他器官的压力。

【图一】是一个人在生气或沮丧时心率变异的典型模式，不规则又失序。身体的频率，特别是在自主神经系统的交感与副交感神经，彼此失去同步性，呈现出一边想加速，另一边则要减速，这正是身心处于压力状态下的典型例子。这会导致身体一连串的连锁反应，如血管收缩、血压上升、能量耗损等。时间一久，会造成高血压、心脏病、中风、癌症、免疫系统失调等各种慢性病。

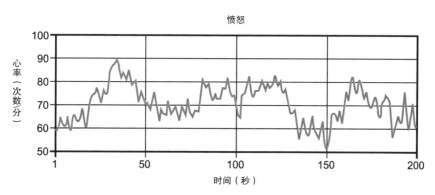

在生气、沮丧等负面情绪状态下，心率变异不规则，这显示神经系统中掌管身体节奏的自主神经系统失控、彼此不协调。

资料来源: Childre, D. and Martin, H. *The HeartMath Solution*, HarperCollins Publishers, San Francisco, 1999.

【图一】负面情绪与心率变异

身 心 和 谐 与 静 坐

相反地，在【图二】的心中充满感恩、关怀、慈悲、怜悯的正面情感下，心率变异会显示出协调的频率，这代表着心血管功能良好，神经系统处于平衡状态。

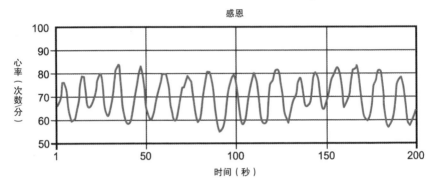

感恩

在感恩、开怀、慈悲、怜悯等正面情绪状态下，心率变异是连续的，且这种状态显示自主神经相互平衡、心血管功能良好。

资料来源: Childre, D. and Martin, H. *The HeartMath Solution*, HarperCollins Publishers, San Francisco, 1999.

【图二】正面情绪与心率变异

【图三】则说明了心脏是人体中最强的生物振荡器，它会使身体其他的频率与之同步。当一个人充满了怜悯、关怀之情时，心率变异趋于稳定，而脑部频率（脑波）也会同步配合心跳频率。

心率变异的发现是划时代的，因为以往都是以脑为中心研究电磁活动的同步性。因此，长久以来所认知的在深思状态下，脑波可自 β 波（12—30 赫兹）降至 α 波（8—12 赫兹），有时甚至会降至更慢的频率（δ 波或 θ 波，相当于沉睡或昏迷状态），最终它们可以很完美地连贯成一个单一的巨大脑波，类似一道激光束。而在心脏跳动频率变化之下，会制造一个强大的连贯模式，依序呈现脑部活动及身体其他部位的频率。这个发现可说是现代神经心脏学说的一个重大突破。

真原医：21世纪完整的预防医学

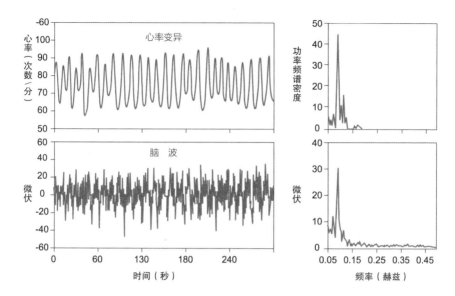

心脏是人体中最强的生物振荡器，它会使身体其他的频率与之同步。当一个人充满了怜悯、开怀之情时，心率变异趋于稳定，而脑部频率（脑波）也会同步配合心跳频率。

资料来源: Childre, D. and Martin, H. *The HeartMath Solution*, HarperCollins Publishers, San Francisco, 1999.

【图三】心脑同步性与合一性

29
同步性与合一性

当身心呈现和谐、平衡时，便是处在自然同步状态，全身的功能也都非常好。这时我们不仅对自己和别人会觉得舒坦自在，整个生理状况包括免疫、消化、呼吸、循环及思考能力都会运作得非常顺畅。此时不仅是身心和谐如一，身体各部位也都处于最稳定、最轻松有序的状态下，换言之即是高效率低输出的状态。

同步性可以用科学方法测得吗？当然！此种同步状态不仅可用精密仪器测出，更能用明确的数学工具计算，所有的身体频率，例如呼吸、心跳、激素的分泌、肌肉和神经的运作，在长时间下都会发展出特定模式的变化。

仔细观察这些变化会发现一个有趣现象：当身心处于安定和谐的状态，体内所有的基本频率会完全自然同步。反之，当身体异常或是常处于压力状态，频率就会呈现失衡混乱。而古人在很早以前便了解这个道理，并发展出身体和心灵的修炼，以帮助重建身体的频率、回归统一。现代科技的突破，则是让这一切有了依据，并让我们进一步了解到，它们在疾病发展中所扮演的角色。

早在古中国、印度、埃及时代，人们就知道同步的观念。在现代科学中，人们则归功于数学家惠更斯（Christiaan Huygens）。

有一天他意外发现家里收藏的所有钟摆都同步来回摆动，惊讶的惠更斯于是重新设定全部的钟摆，让它们以不同频率摆动，但不久之后所有的摆动又回归一致。他一遍又一遍地重新设定，结果却都一样。数年之后，其他的科学家终于明白，那是因为最大的钟或是最强的节拍器，可以牵引其他的钟与它同步，这就是在自然界极普遍的"曳引作用"，也就是"同步性"。节拍最强者往往会牵引其他物体击出相同的频率；就好比在电场中，许多工程师觉察到，宇宙中某些特定的频率可以牵引其他事物倾向本身的频率。

由于心脏是人体中最强的生物振荡器，它会使身体其他部位的频率与其同步，当身心处于频率和谐或是休息状态下，很明显地，在心、脑、身体之间存有同步性，使其浑然一体。另一个例子，当人们充满了怜悯、关怀之情时，脑波会减速以配合心跳频率。

令人惊讶的是，心与脑之间的同步状态，准确地发生于心脏频率完成一个循环所需的短短 10 秒之内（0.1 赫兹）。美国心脏数理研究所指出，0.1 赫兹被认为是对身心同步与健康最有益且最稳定的身体频率。而当呼吸、心跳、脑波或肌肉和神经的运作，都能用精确的科学仪器测量出和谐同步的频率时，这称为"合一性"（coherence）。**当身心呈现合一性时，就像是一个稳定和谐的小宇宙。同步且和谐的生理状况，包括免疫、消化、循环、思考能力甚至创造力，都大幅提升且运作顺畅。**

如何达到合一性

有许多方法教导我们如何达到身心的合一与同步。有些方法要求集中注意力于心，将一切交付于心；也就是一切的言语行为皆发自于心，达到一个由心的感觉来主导所有身体频率的状态。

在长庚生物科技与真原新科学及医学研究中心（Primordia Institute of New Sciences and Medicine）的研究下，我们以不同的专注方式切入合一性。直接自心着手非常困难，因为心跳的频率往往不是意志力所能控制的。但有一项身体的主要功能可穿越于自主与非自主之间，那就是呼吸。

正常情况下，我们很少意识到呼吸，却可轻易地改变呼吸频率，虽然心脏是身体中最强的振荡器，却可以通过训练呼吸频率，使其引导其他频率合一，包括心跳。在适当的训练之下，无论在睡眠中还是压力下，我们都还是可以达到合一性，这也是为什么古代的治疗大师皆着重于呼吸调整。

大多数人的呼吸方式都需要调整。我们在出生后的第一次呼吸，就已经改变了胎儿在母体时或是海洋哺乳动物所使用的简单呼吸。

正确的呼吸是正常吸气后接以细而长的呼气。当我们以此方法进行呼吸时，不仅可以减少呼吸次数，降低身体重心，使情绪更沉稳，更重要的是可以立刻进入身心同步状态、引导身体频率，心跳、脑冲动减缓，每个细胞都充满能量，体温也会因而下降。

要成功达到身心同步、合一状态，不论使用何种方法，就如同我一再重述的，最重要的仍是心灵改造。在此所提及的方法，仅是引导大家心灵改造的一种工具，**如果一个人可以调整自己的心境成为一个体谅、感恩且慈悲的人，他就已经活在合一的状态**。在这种认知下，不需任何训练、技巧，人们即可以达到合一状态，一个完全有益于身心健康的状态，这正是我想与大家分享的简单真理。

30
静坐的科学

多年来，我一直鼓励有心追求健康的朋友尝试以静坐来修养身心。但是一讲到静坐，许多人总认为这是与宗教相关的活动。事实上，不论是从科学还是医学的角度来分析与验证，静坐的确可以让身心健康获得很大改观。

首先从生理方面的改变来看，静坐就像是动物冬眠的过程，可以降低人体新陈代谢，包括使心跳、呼吸的速率下降，稳定血压，还可以缓和人体对压力的反应，也就是达到提升副交感神经的效果。

当我们处于压力状态时，身体会产生大量压力激素（cortisol）来应付压力。我曾与几位科学家做过许多与免疫、内分泌相关的研究，发现静坐者在面对压力时，不但体液中的压力激素会明显下降，而且免疫系统对于压力的反应也较佳。这代表学习静坐者对于压力的耐受性较高，而且有助于提升免疫功能。

另一方面，静坐时可以降低人体对氧气的需求，却能有效提高血液中氧气的浓度。一个人在正常睡眠过程，需要经过 5—6 小时才可以明显降低对氧气的需求，但是人体在静坐初期，一瞬间就可将对氧气的需求降到比睡眠时还要低，见【图一】。静坐过程中身体虽然对氧气的需求大幅度减少，却可以让细胞达到最好的氧合效应，见【图二】。

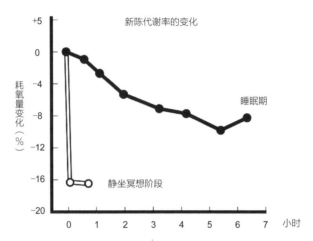

资料来源：Wallace, R.K. 1991. *The Neurophysiology of Enlightenment*. Fairfield: Maharishi Inter-national University Press: 62.

【图一】静坐时氧气消耗量比熟睡时降低得更多、更快

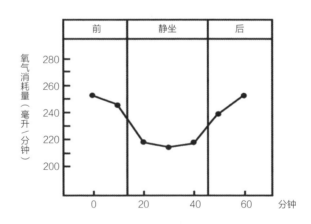

资料来源：Wallace, R.K. *et al*. 1971. A wakeful hypometabolic physiologic state. *American Journal of Physiology* 211(3): 795-799.

【图二】静坐可以降低氧气的消耗量

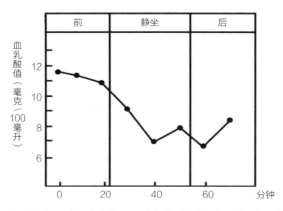

资料来源: Wallace, R.K. *et al.* 1971. A wakeful hypometabolic physiologic state. *American Journal of Physiology* 211(3): 795-799.

【图三】静坐时降低血液中乳酸（压力指标）的值

不仅如此，静坐过程同时也可以减少血液中乳酸（blood lactate levels）的值，也就是说减少身体在代谢过程的废物累积，见【图三】。

所以，如果运动员可以学习静坐，不但他对氧气的需求会比别人低，细胞带氧量又比别人高，而且肌肉细胞也比较不容易疲累，这对体能提升肯定会有相当大的帮助。

相同的道理，现代人长期处于紧张、刺激的生活压力下，身心逐渐失去平衡，以致各种身心疲惫症状层出不穷，却又找不到彻底的解决办法，如果可以尽早学习静坐，一定可以让这些疲劳病症获得很大改善。

哈佛医学院的赫伯特·本森博士（Dr. Herbert Benson）等人，曾经于1982年，将多年对于"拙火瑜伽"（tummo yoga）研究的经验发表在《自然》（*Nature*）杂志。此研究是请三位藏传佛教喇嘛来进行实验，这些出家人平常就是利用这种瑜伽方法来进行身心灵的修炼。实验中，当这些出家人进入深层静坐境界时，即使是旁人多次用冰冷毛巾放在他们赤裸的上半身，这些静坐者都可以利用体温将毛巾重新焐热。实验结果发现，由这些受测者的体表侦测到的体温，甚至比静坐前上升了 8.3℃，这是非常不可思议的结果，一般人几乎不可能达到。但是观察这些静坐者其他的生理数据，像是心跳，却没有因为环境的低温以及自己体温的上升而产生很大变化。

由法罗（J.T. Farrow）及赫伯特（J.R. Herbert）在1982年发表于《身心医学期刊》（Psychosomatic Medicine）杂志的一项研究发现，不论是用任何方式进行静坐，只要能让自己完全静下来，甚至当意识进入超脱的现象时，这时候就可以将呼吸速度降到最缓慢的境界。静坐对呼吸速度的改变其实是很直接的，呼吸跟静坐就像是一体两面，如果一个人连呼吸都没办法慢下来，就代表还没有真正进入静坐境界。

现在从另一个层面来谈静坐对于行为举止的改变。任何人，尤其是小孩子，经过静坐学习，不只是智商、学术能力，甚至是专注力、创造力、自信、快乐平安的感觉都会提升，所以可以有较好的自我形象(self-image)。

降低焦虑指数

曾经有人教导因犯学习静坐，发现静坐可以降低他们的焦虑指数，而且让他们在行为表现上会变得比较正向，愿意做好事，出现违规行为的次数也会比较少。过去我常与世界顶尖运动员分享静坐心得，建议他们利用静坐以提升自信心与专注力，结果都有很不错的成绩。

汇整以上的科学文献，目的就是希望能把静坐引入科学的范畴，并运用科学基础来推广静坐，让大家了解静坐所带给身心正向的改变。**静坐不仅可以提升人体各种生理机能，更可以改善忧郁、焦虑、愤怒和压力感，让行为表现更稳定成熟**。因此，对于身心经常处于失衡状态的现代人来说，学习静坐不失为一种值得尝试的保健方法。

31
静坐与健康

静坐不仅可以改变一个人的脑波频率，更重要的是让脑波同步共振。通常所认知的脑波分为 β（beta rhythm，约 12—30 赫兹）、α（alpha rhythm，约 8—12 赫兹）、θ（theta rhythm，约 4—8 赫兹）、δ（delta rhythm，约 1—4 赫兹)四种波，当我们处于清醒、警觉状态进行某项作业时，脑波是处于高频率的 β 波。随着身心状态逐渐放松，卸下防卫，脑波频率也会逐渐下降至 α、θ 波，此时身心状态处于最宁静、创造能力最好、对事情洞察能力最佳的状态，如果能够安详进入睡眠阶段，则脑波会降至 δ 波。

静坐与大脑

根据久保田中田（Yasutaka Kubota）等人在 2001 年发表的研究，人在静坐时,前额叶出现的是 θ 波,后顶叶及枕叶则会出现 α 波。也就是说，静坐可以使我们的身心状态马上回到最和谐、放松的状态，同时静坐也可以使一个人在完全没有压力的刺激下，表现出最丰富的创造力与想象力。华莱士博士（Dr. Robert Keith Wallace）的一项研究则发现，对静坐越熟练的人，脑部各区块的脑波频率出现同步的情形越好。比较学习静坐4个月和2周的人脑波运作情形，会发现两组静坐者的脑波都会出现同步情形，但学习4个月的静坐者，其 α 脑波同步的情形更好。所以证明长期静坐者的脑波会呈现更高度同步谐振，不只是 α 波会同步，各种频率都会同步。当脑波的同步性越高，代表脑部活动越一致，就像是全脑进入一种完全开发状态。

不仅如此，当左右脑波与身体各部位频率都呈现同步合一，将激发出无比的潜能与创造力。许多艺术家、科学家、发明家都是在这种身心合一的状态下创造出巅峰的作品或发明。

静坐对于脑波改变的另一项突破性发现，由安托万·卢茨博士（Dr. Antoine Lutz）等人发表在2004年《美国科学院院刊》（*Proceedings of the National Academy of Sciences，PNAS*）的一篇研究证实，长期静坐者的脑波甚至会出现高振幅同步的 γ 波（high-amplitude gamma synchrony）活动，这是一种从大脑视丘发出的脑波，已经超出以上一般所认知的四种脑波以外的频率。

从2003年以来就有人提到所谓 γ 波（31—100赫兹）的脑波，这是静坐者普遍出现的脑波，特别是40赫兹左右的脑波。甚至有科学家认为，这种高振幅同步的 γ 波与人的意识有密切关系，可以让人表现出更加专注、快乐，情绪的控制也更加适当。

静坐与心脏

静坐不仅可以让脑波同步一致，连心脏频率都会跟着同步，此刻就可以轻轻松松达到与天地合一、当下放下的境界，甚至达到超越的境界。**尤其当一个人在观想的时候，能够带着一个慈悲念头，就会出现很高频**

率的 γ 波。如果以神经科专家的角度来看，可能会认为这是异常现象，像是癫痫发作，但有部分科学家认为 γ 波可以用来解释意识的转变。当一个人能够将自己完全放空，此时能量的消耗可以降到最低（几乎是零），这在过去被称为"零能量理论"（zero power hypothesis）。此时，意识也能够回到起始点，进入"无我"（selflessness）、"超脱"（transcendence）状态，并把自我降到最低。

其实人的大脑对任何刺激的反应都很有限，也就是说，正常学习情况下，大脑的开发有一定限制。但是通过静坐，而且是长时间静坐，大脑对各种刺激的反应会增加，而且几乎是全脑都可以被开发，这时候左右脑会打通，将全脑潜力完全展现出来。这种结果并非无稽之谈，反而可以用许多科学实验来验证。借由磁共振照片显示：静坐者和非静坐者的大脑前扣带皮质（anterior cingulate cortex）和额叶（frontal lobe）会出现较明显的血液灌注（increased cerebral blood flow）情形，见【图一】。

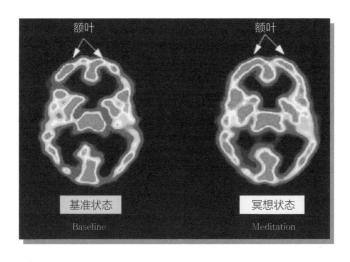

资料来源：D'Aquili, E.G. *et al*. 1993. Religious and Mystical States: A Neuropsychological Model. *Zygon: Journal of Religion and Science*. 28(2): 177–200.

【图一】静坐时大脑额叶活动增加

利用单光子放射电脑断层摄影仪器（single photon emission computed tomography，SPECT），观察静坐者在静坐时体内放射性物质发射出的光子在大脑内分布的三维空间影像，发现静坐时会首先刺激大脑额叶血液循环，促进额叶活动增加。而前脑与思考、规划、自觉、动机、执行有关，尤其刺激大脑的前扣带皮层（中小脑部位）与副交感神经提升有关。这些证据完全是用科学方法来证明静坐对大脑的影响。

静坐时大脑活动的变化可由林茨·莱斯德（Rients Ritskes）等人于 2003 年发表在《人类科学建构主义》（Constructivism in the Human Sciences）杂志的文章来说明，发现 16 个牧师用祷告方法进入深层冥想过程，再以磁共振（MRI）扫描观察到这些静坐者大脑各部位陆续被激发。

首先是侧额中回（gyrus frontalis medius）活动增加，它与一个人规划复杂的认知行为、个性、决策，正确执行社会行为能力有关。接着是前扣带皮质反应减缓，表示一个人在意念控制下的行动减少。第三个部位是基底节（basal ganglia）活动增加，这些脑部区域主要负责动作的协调性。最后是枕上回（gyrus occipitalis superior）活性下降，代表此时视觉定位减少。从这个实验可以了解，一个人只要专心念咒语或祷告都可以刺激大脑海马体周围的活动，让记忆力增加，见【图二】。

静坐不仅可以改变大脑的功能，还可以带来结构上的改变。一般来说，大脑退化过程中大脑皮质会越来越薄，但越早开始学习静坐，大脑皮质就可以维持更年轻时候的水平，当然大脑的各项功能也会维持较佳状况。

一般人常认为人的大脑只有在幼年或者青少年阶段才具有被开发的潜力。但通过以上这些科学验证发现，任何年龄，只要学习静坐，都将给大脑带来一些新的提升机会，甚至改变一个人的认知、行为、个性、决策能力。

真原医：21世纪完整的预防医学

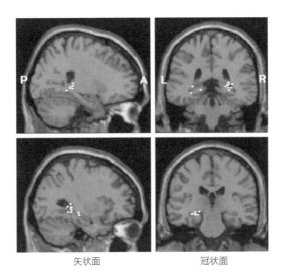

矢状面　　　　　　　　　冠状面

磁共振影像显示，在海马体部分皆可测出静坐冥想过程中出现的活动状态，右下图显示出海马体周围的活动状态

资料来源：Engstrom. M. *et al*. 2010. Functional Magnetic Resonance Imaging of Hippocampal Activation During Silent Mantra Meditation. *The Journal of Alternative and Complementary Medicine* 16(12): 1253-1258.

【图二】深层静坐时脑部海马体的活动状态

如何学习静坐

　　虽然静坐能够带来许多身心益处，但是很多朋友总会在刚开始学习静坐时，因为无法专注而气馁或者放弃。为何静坐时难以专注？这是因为我们的脑部有很多固定回路，这些回路都是在我们生长过程中长年累积下来的行为、思绪，历经不断地重复而建立的神经回路（neural loop）。等于说每一个回路代表一种习惯、习气，无形中随时都在影响我们的行为和思考模式，**所以突然要停止不被影响几乎很难达到，这是人体正常的生理机能。所以我们必须要建立一个新的神经回路，而不是努力去压抑过去的习惯。**

　　开创出来新的习惯如果经过反复练习，就可成为一种新的回路、新的习气。所以刚开始练习静坐者，必须先让自己习惯从一个新建立的神经回路口进去，再从这个回路出来，如此就不容易再回到旧有回路，被旧的习气所左右。

那么用什么方法来建立新的回路呢？可以先守住某些"觉""受"相关的方法，例如数呼吸、持咒或是观想等都可以，就看个人喜好或习惯。当新的神经回路建立后，经过不断练习与尝试，将可以体验到静坐所带给身心的改变。

从各种层面来解释静坐的确可以为人体带来许多不可思议的改变，但这些都需要实际体验。当然，每个人因生活习性、兴趣、文化背景的不同，也会影响到对静坐的接受或适应，但首要的是，先找到一种适合自己的方法，并且持之以恒去练习直到熟练，一定可以从中体会到它对健康改善不可思议的效果。

32
静坐在生活中

其实静坐不仅是实证科学，也是形而上的哲学。那究竟什么是静坐？**其实真正的静坐已超越肉体上的转变，并进入生命根本的核心价值与哲学范畴了。**

许多朋友不断寻寻觅觅静坐个中的意义。虽然我们汇整了许多有关静坐改善身心的科学验证，其实这些改变或影响都与个人静坐体悟程度有关。如果你未曾有过静坐经验或刚开始接触静坐，当然还是务实一点，先回到方法。因为对静坐熟稔且有所体悟后，我们才能够真正体验静坐更深层次的帮助。然而，在此仍要提醒大家，**静坐本来就是自在的，所以不要去烦恼、在乎哪些静坐方法才是最好的，法门万千，贵求适性，不要被任何门派观念给束缚住了。**

过去我常用以下这个例子来说明静坐的熟稔度越高者，他在生理上的各项改变会跟一般初学者有很大的差异，甚至是不可思议的差异。

20世纪60年代一位近70岁的瑜伽大师萨特亚姆拉迪（Satyamurti），自愿充当试验者，他要求别人将他放入一密窖内8天，且在任何状况下都不准将他挖出。8天中持续观察大师的各项生理变化，发现在闭关开始后的半小时，大师的心跳开始变得不规律，甚至之后心脏频率停止。到了第8天结束前，经由钟声唤醒大师后，他的心脏又开始恢复跳动，但刚开始一两个小时心跳频率仍然不规律，两三个小时后心跳就完全恢复正常。除了心跳以外，观察大师被关的8天前后各项生理指数，除了体重由之前的55公斤降到50公斤外，其他几乎完全没有什么大改变。此实验成果由几位医学博士联合发表于《美国心脏学报》（*American Heart Journal*），又再次以科学方法来验证静坐可以对人体产生令人难以置信的生理变化。

尽管如此，这些精彩的生理变化只是静坐的过程与功夫，而过程或功夫境界从来不是静坐所应追求的目的。就好比说，有修行的朋友讲究要追求"空"的境界，老实说这句话的逻辑是矛盾的。人如果真的达到空的境界，已经无须追求任何境界，此时已经一切圆满，万事俱足，何须汲汲营营去追求？

我个人曾经把全世界许多对静坐的看法稍做归纳，都离不开"止"（Śamatha）和"观"（Vipassanā）两大法门。"止"可解释为集中、专注（concentration），而"观"则可以说是观照（insight）、观想（mindfulness）。

"止"与"观"离不开"定"，而"定"与"空"则是两面一体。"定"与"空"是我们的本性与万物的根本，是虚空包容且无挂碍的，这追寻不来而一切也只是如此。能理解这些话，自然就活在"定"与"空"中。此时身心是觉醒、活跃且创造力无限的。在这当下，任何华丽的词汇或言语都是多余。

达到"定"就自然进入"观"，自然在明心见性中认知实相（Reality）并"修正自己的行为"，使身口意都"行往正确的方向"，也就是"修行"。换言之，当一个人进入"观"，也自然"入定"（absorption）

了，只是陈述不同罢了。

　　静坐、修行其实离不开日常生活的行住坐卧，在许多古老的宗教系统如佛教、基督教、回教、印度教等，其实早已完整地阐述了这一点。比如，耶稣可以说是慈悲的化身，在生活中以无条件的宽容为世人无私付出。而在佛学系统中，不论是色界诸天的"四禅"，色界四禅再加上四无色定的"八定"，还是大慈大悲的"十地菩萨"境界，这些其实并不是名词而是动词，**都是在生活的平常行为中展现的无边智慧与无碍慈悲，为的都是传递世人"成圣"或"做人"的道理，而这才是静坐功夫的最高呈现。**

33
静坐的方法

分享了静坐的科学实证与健康帮助，相信读者们会想进一步了解具体的静坐方法，也迫不及待地想尝试静坐了。

对于想要开始学习静坐的朋友，建议可以多接触一些有经验的老师，甚至是宗教的法师、牧师，都可以获得很好的示范。每个人适合的静坐方式都不会相同。重要的是，找到一种适合自己的方法，并持之以恒去做，一定可以从中体会到它对健康改善不可思议的效果。

古人说静坐有 84 000 种法门。事实上，静坐的方法的确多如繁星，这并不夸大。多年来，我个人整理全球各宗派系统的静坐方法，归纳出最少有 50 个主要方法。限于本书篇幅，在此仅是简单介绍几个入门方法，实在无法详尽说明完整的静坐系统，盼读者们见谅。除了过去与朋友分享而制作的"基础静坐"光盘，未来将会以更完整的系列作品来与大家分享。

数息

第一个方法是"数息"，也就是数自己的呼吸。

轻轻松松地感觉自己的呼吸，吸气时不理会它，只在每次吐气时数吐气的次数，从 1 数到 10 之后，再回到 1 数到 10，如此反复地数。吐气

真原医：21 世纪完整的预防医学

的时候，尤其注意到吐气快要停的那个刹那，把注意力集中在上面。

数息的时候如果有任何的杂念、妄想，甚至忘记数到哪里，都不必在意，就回到 1 重新数。周围环境的声音、动作也不要管它。不断地回到方法，回到数吐气的方法上。在数息的过程中要把一切都放下，不管是外在的干扰或身体酸痛的感觉都不要去管它，不断地回到数息、数吐气，踏实地一个一个呼吸数下去。

观息

第二个方法是"观息"，也就是观察自己的呼吸。

把自己的呼吸当作一部电影在看。轻轻松松地看着自己的呼吸，看看自己的呼吸是长还是短，观察自己每一个吸气吐气有什么不同。

同样地，在吐气快要停的时候特别关注吐气和吸气间的刹那。把注意力集中在自己的丹田，观想自己由丹田在观察自己的呼吸。心里有杂念、有思绪、有种种的烦恼，都不去理会它，不断地回到方法。在这里的方法也只有一个，就是轻轻松松看着自己的呼吸。

这个方法梵文称为"anapana"（安那般那），是一个大的方法。古人曾说过，只要用安那般那的方法，一个人会脱胎换骨，全身会得到很大的转变。

随息

第三个方法是"随息"，也可以称作是没有方法的方法、尸体的方法或是死人的方法。

在这个方法中，把自己当成一具尸体，一切都不去管它，任何的念头想法都把它当成和自己不相关，想象自己已经是一具尸体，还会追求什么念头、思考或是方法吗？就只学着当一个快快乐乐的尸体，一切逻辑、烦恼、杂念，都和我不相关。甚至问起这是什么方法，轻轻松松提醒自己，我人都走掉了，还有什么方法好谈？还要再追求什么方法吗？这个方法在日本称为"しかんたざ"（shikantaza，只管打坐，just sitting），意思就是打坐就好，一切不要管，什么方法不方法，都不要去管它，轻轻松松地打坐，坐就对了！一切的一切都和我不相关，知道和不知道也没有差别，和我没有关系。本来一切都是空的，连放下的念头都多余，也不需要，当一切都和我不相关时，哪里还有可以丢掉的？

假如一个人很踏实地去执行这几种静坐的方法，自然会从数息转变为观息，再转变成随息。一个人数息，数到最后连呼吸都放下了，自然会进入观息；观察到最后，一切跟我不相关了，自然会进入随息。这是三个最踏实的方法，只怕不做，只要做下去，带来的转变是不可思议的，一切生命的价值都会因此而不同。

每次静坐告一段落的时候，可以用两只手掌稍微互相搓揉，产生一点热度后，再循序按摩脸部、眼睛、耳后、脖子、双手、腰部等部位，腿部也可以用双手轻敲或按摩帮助肌肉放松。如此不但可以让自己重新调适周遭的环境，也可以通过按摩帮助身体气脉的调整，对健康有相当大的帮助。

守息

最后进入的方法称为"守息"。守息又称为"瓶子瑜伽"（bottle yoga），和其他的静坐方法不同的是，守息主要是利用憋气的方式帮助身体放松的一个简单又有效的方法，也可以把它当成是一个收功的方法。进行的方法是：

- 在垫子上采取金刚跪姿（臀部直接坐在小腿上）或盘坐，不方便跪姿或盘坐者也可以找个椅子坐，双脚分开踏地。

- 两手分别以拇指压住中指与无名指绕成圈，先以一手的手背压住大腿腹股沟，身体尽量挺直，另一手举起往上向外绕一个圈，心里想着将所有祝福回向给众生，然后以食指按压住同侧的鼻翼。
- 开始吸气并观想有一个光球自头顶下来沿着脊椎前方向下走，走到会阴后绕一圈从脊椎后方上来，一直走出头顶后，在头顶上划一个横躺的数字8。
- 在观想的同时持续吸气，吸到最后没有办法再吸气时就稍微憋气，等到没有办法忍受的时候一次把气吐出来，就像瓶塞从瓶子拔出的声音。左右两边都是相同的方法，只是按压鼻子的左右不同（右手上举压右侧鼻翼，左手上举压左侧鼻翼）。

这种守息憋气的方法也可以躺下来做，在家里睡觉前或是起床前都可以做，在床上、地毯上、沙发上也都可以做。躺的时候两只手置于身体两侧，手心朝上，尽量让自己放轻松，越轻松越好。

把自己观想成一个光球，用丹田吸气的同时观想光球随着自己的吸气变得越来越大，当没有办法再吸的时候稍微放松一点，会发现自己又可以再吸气，如此不断地憋气与吸气，观想的光球也随着吸气越来越大，甚至可以观想和宇宙一样大，等到真的撑不住的时候再一口气吐出来。

初学者要注意不要一边做一边吐气，这样就体会不到什么叫作守息、憋气，过程中持续带着吸气的念头，这样才可以把吐气挡住。

最后和大家分享的是，从"静坐"的表面字义上来看，当然是静心安坐，但这只是入门或表面的境界。**真正的静坐，其实是对生命万事万物的充分理解，这个理解能帮助我们平息心中所有困惑、不安，带来全面的放下。**

34
真正的静坐是真实体悟

很多人会问："什么是静坐？什么才是正确的静坐方法？"对大部分人来说，静坐只是一种通过不同技巧，将注意力集中在一点的形式。静坐帮助人们将心灵由日常的大小琐事中解放开来，让心灵恢复原本的和谐与完整，在这种状态之下也能带动身体其他部位达到统合或和谐。

许多静坐技巧已广为人知，包括数呼吸、观察呼吸、持咒等。此外，还有观想的技巧，或者教人使用其他感官（听觉、嗅觉、触觉或念头）作为入门。任何一个方法，只要能持之以恒，就能引领我们进入清明之境，超越心念和杂念的循环。但无论哪种技巧，都只是"注意力基本法则"的应用，也就是"意到，气到"。

将我们的注意力引到心灵的某一点或某一个功能上，气的能量流动也会随之而至当能量经由引导或从特定的点流出时，就能造成和谐无缺的气场，护持身心免于散乱能量的干扰，让身心维持在一定的状态与质量之上。身心能量的统合，能令人体验到深沉的放松与宁静。因此，无论是哪种静坐技巧，都是为了将能量投注在身心某个特定的点上。但这还只是表面的静坐。在此，我想分享全然不同的静坐层次。

真正的静坐，就是单纯的理解

真正的静坐是与生活和所有的一切合一的，在瞬间突然了解，这个世界并不像我们以为的那么真实具象。真正的静坐是看清幻象的纷扰，了解那些看来真实具象的一切，在本质上不过是虚幻，或说是一场空。若能时时刻刻如此感受生命，就是将静坐带进日常生活中，生活、言谈、行走、睡眠都在静坐之中。

真正的静坐，就是真正的理解

真正的理解，同时也会让我们突然地、当下了解自己是谁，彻底了解万事万物。这种顿悟，会带领我们跨越时空的限制，平息心中曾有过的所有困惑。这种理解，已经超越任何"意图追求"平静及和谐的目标，因为我们在本质上就是光明、平静、和谐的。就在一切生活之中，即能体验这既简单又深奥的真理。

这个真理，绝非以任何静坐或其他方式可以得到的。它之所以无法"得到"，因为一切本来就是如此。也就是说，没有任何所谓的大／小、轻／重、完整／残缺等的体验。怎么说呢？这一切的体验，不过只是本性上次要或不重要的调整及衍生。我们的本性永远都是如此的光明、纯洁，一切的外扰均无法改变；这个真理不是从体验中可以得到的，只能领悟。

当我们彻底了解时，也就不可能再犯过去的错误或延续过去的生活，我们将从"心"出发，做到真正的感恩及慈悲。唯有通过这当下的理解，我们才能转变心念，甚至改变一生。没有这个理解，在生活中无止境的追求只会带来无穷的烦恼，永远得不到真正的和谐。

一个突然及完整的心理转变，会自然地带给我们全面放下。放下一切，一切的习气、贪、嗔、痴，放下一切目标、一切追求、一切算计，也放下一切静坐的方法。**唯有通过这一切的放下，我们才能真正地理解，我们本来就是完美及完整的，一点一滴也加不上去。只有全然地放下及领悟，我们才能重生，为生命的一切，包括健康，负起完全的责任。从这一刻起，我们才能完全地把生命交给大众，走上服务及贡献之途。**

这，才是真正的静坐。

玖

从心出发

35

一切归心

古时候的人们，很早就明白心对生命的重要。中文里，"心"这个字包含心灵、头脑的意思。中国人把与心相关的概念看得比别的更重。举例来说，"说出心底话"和"发自内心"代表非常诚恳；用"心灵契约"形容以最神圣的方式建立的一个契约或关系；古人告诉我们要"扪心自问"；丧失信心或意志消沉时，我们说"灰心"。

"心"也常被用来代表人；当我们提到自己，向心窝一指，正是最常用的手势。有趣的是，所有古老的文明都认为心是智慧和精神成就的源头，也被认为与稳定的情绪和精神较佳特质有关，心胸开阔者正是指稳定而成熟的人。

中国人似乎很早就把心灵智慧的观念看得很深。心可以指身心，也可以用来说明超越身心的境界。心是灵的所在，也是善念、德行、智慧、慈悲的所在，这一切以"心"一字记之。心也是智慧和道德的源头，比头脑更重要。

老一辈教导我们，无论在哪个领域，若想寻求真理，用心比用脑更重要；不知道下一步何去何从时，我们应倾听内心的声音。很奇妙的是，古人在礼教、道德等决策过程中，把心看得比头脑更重要，即使只是考虑一件事想得周不周详也是如此。而且几乎所有文化都赋予心更高的位置，它似乎是各文化共通的概念。

此外，人们显然常把心和诚恳、感恩或慈悲联系在一起，用一句真心的言语和一个真心的手势表达真诚，也意味着这真诚是发自于心。心除了能感受慈悲和诚恳之外，也是悲伤、沮丧、愤怒等所有情绪和感受发生的原点。

心脏只是泵？

从形而上学的角度来看，相较于其他能量中心，心处在一个非常特殊的位置。

心脏附近的心轮，本身就是一个关键性的能量中心。"轮"指的就是脉轮，是人体微细能量涡流最集中的地方（看不到，但感受得到），被认为是身体和更高层次存在的联结点。梵文典籍提到，心轮位于人体七脉轮的中央，这个能量中心的重要性由此可见。

中医说的中脉与经穴也是同样的意思，中脉与经穴是体内微细能量的导管，非常微细，所以肉眼无法观察到，但是，现代科学仪器已经能够测量到经穴的存在。中脉或经穴由心轮开始，绕一圈后再回到心轮，并被认为是多种身体机能和精神功能运作所不可或缺的。

许多古老的灵性宗派，都认为心轮是最后才被开启，也是最难开启的脉轮。达到圣人境界或所谓的"开悟"，正是已经成功开启心轮的人。

可惜心的地位和超然之含义，因过去几百年来医学的进展而冲淡了不少。英国御医哈维博士（Dr. William Harvey）在1628年发表了他的论文《动物心血运动的解剖研究》（*On the Motion of the Heart and Blood in Animals*），建立了一个简单的动物生理循环模型，说明血液在身体各组织的流动，是一种由心所推动的封闭式循环系统。此后的医学便与之前截然不同了。

哈维博士的确为医学进步贡献极大，并开创了现代医学，但可惜的是，从此之后，人们只知道用限制重重的机械观来看待体内的脏器。心被简化成人体的泵。这300年来，心脏被视为一个使血液流遍全身所不可或缺的装置，就像机械会出故障一样，心也是会坏的，而且不比任何一个引擎或涡轮更重要。人们也真的把心当引擎来修理，可以加上润滑剂、清除栓塞，甚至整颗换掉（移植），这种想法自然也开展出现代的心脏移植手术。

即使我们只把心当作泵来看，心脏的工作效率还是令人激赏，日复一日，心脏每天要跳动10万下左右，75年就是30亿次心跳，换算成每年约4000万次。席弗彬博士（Dr. Schiefelbein）在《奇妙的机器》（*The Incredible Machine*）中写道，心脏每分钟要打出8—10升的血液，才能让血液覆盖总长达10万千米的血管壁！

一般人并不知道，在胎儿发育的过程中，心脏的形成比大脑还要早。**事实上，在大脑还没成形前，心脏已经开始跳动了！**心脏拥有相当程度的自律功能，能够独立于各种外在的控制而运作，依照自己独特的节奏跳动着，虽然经由自主神经系统与其他脏器相连，但是不需要大脑的介入，心脏就能持续不断地跳动下去。

精确一点的说法是，虽然心脏收得到来自脑部的神经冲动，但是通常会忽略这些信号，继续以自己的速率搏动着。也因为如此，移植的心脏，虽然没有神经联系，还是能够运作得很好！

心脏与大脑的对照

心可以独立于大脑之外而自行运作，但同时仍接收着来自脑部和体内其他脏器的信息，这个奇妙的现象自然引发了许多探讨心跳如何被调控的研究。

加拿大东岸达豪斯大学的阿穆尔博士（Dr. J. Andrew Armour）在《神经心脏学》（*Neurocardiology*）中提到，心脏里已经发现至少存在 4 万个神经细胞。在密集研究后，阿穆尔博士在 1991 年提出了"心脑"的观念。研究发现，心脏中的神经细胞数目，与脑中掌管情绪和其他基本行为反应之较低等中枢的细胞数目相当。也就是说，心脏似乎拥有自己的头脑，心脏里的神经细胞不光只是接收来自头脑的命令，还可以直接影响杏仁体、丘脑、皮层等脑内结构。在某些情况下，心脏还能发命令给头脑。

菲尔斯研究中心（The Fels Research Institute）的博士夫妻档，约翰·莱西和碧翠丝·莱西（Drs. John and Beatrice Lacey）发现，心脏不但会忽略所收到的信号，还能够反过来告诉脑部何种反应才正确。心脏对脑部功能的干预，最常出现在脑部处理情绪和行为的区域。看来在面对环境变化或处理事件时，心脏似乎是调节情绪处理过程的核心。

心脏智慧好比是EQ

科学家在心脏中发现的"心脏智慧"（heart intelligence），与脑部所显现的智慧有所不同。以 IQ 和 EQ 来比喻的话，心脏智慧比较像 EQ 而非 IQ。

心脏智慧导引了我们每个人的自我觉醒、人与人的关系、人与生活的关系、我们的行为、反应以及直觉。心脏智慧能影响身体其他机能，帮助体内其他系统回复常态，重新回到平衡，让整体的身心回到整合点，这对想要摆脱疾病、恢复健康的人来说是绝对必要的。

换一个角度，同样可以看到心脏在情绪管理上扮演着非常重要的角色。在胚胎发育的过程中，头脑是由内而外逐渐成形的，胚胎先形成脑部最基础的脑干部分，然后是杏仁核、海马体，再就是其他的情绪中心，负责思考功能的脑部是最后才形成。也就是说，头脑中负责思考的部分，在成形时是以情绪部分为基础的。这种发展模式也正吻合儿童用脑的发展过程，小孩子在进入理性思考阶段前，用的是更为情绪性、直觉性的思考模式。心脏影响脑部各个情绪中枢，构成了身为人的情绪和行为基础，进而影响了脑部负责更高层思考功能的区域。

心脏在情绪管理中所扮演的角色，还可以由另一个层面，也就是生物能量学的角度来剖析。每一种生物，包括人类，由任何"场"来看都是一种独特的复合体，由电磁场来看也是一样，见【图一】。没有电磁场，也就没有能够推动导引生物活性的生命力。

从人体电磁场的立体图【图二】，可以看到两个环状的磁场，由距人体约三米的大磁场包住小磁场，而这两个磁场是围绕着同一个轴心的。这两个磁场对心脏智慧的了解非常重要，所以"入心"一词，我们可以想象就是进入这两个环状磁场的中心！

心脏环状磁场的强度，也说明了为什么一旦达到谐振的境界，心脏就会成为体内的节律器，主导着体内其他部位的振动。这个同步化的过程，使得体内其他部位进入与心合而为一的境界。换句话说，心脏的磁场非常强大，超越身心各处的磁场，使得

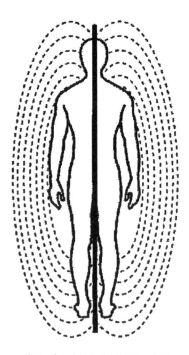

【图一】 人体电磁场的平面示意图

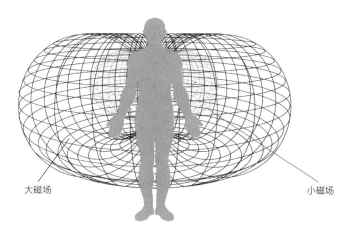

大磁场   小磁场

【图二】　人体电磁场的立体示意图

身体各处的磁场与之同步。

究竟怎样才是"心脏智慧"或说"与心合一"的状态呢？我们可以再次想想关于心脏和头脑的比较。

头脑的运作方式是线性的、推演式、逻辑化的方式，将各种相关信息拼凑在一起，经由逻辑推演的过程，产生下一个思绪。也就是说，每个念头都受到前一个念头或经验的制约，是由过去的经验和思维直线性层层开展的。

或者也可以这么说，每个念头都是过去习气的反射，所有的念头也不过只是一切习气转变及依序活化的过程而已。虽然过去记忆对于引导出熟悉感以及对重复事件处理的顺序非常重要，但在面对意想不到的新情境，需要新观念新突破时，却常觉力有未逮。

另一方面，心的信息处理方式是非线性、直觉化、直接的，随时能迎接新的想法与新的可能性。头脑靠的是理解，心则是用直觉追求真理。

也就是说，心截取的信息更为广泛，它以同步、全面的方式理解各种信息的关联，而非像大脑一样要一步一步来。还有一点与脑不同，心更为重视作为生命福祉基础的各种情绪性核心价值，例如感恩、关怀、诚恳、慈悲、宽容、耐心、体谅以及内在的平静等，通过心的思考，即使大脑不断地干扰及扭曲，我们仍会回到基本的核心价值。

抽离情境的简单方法

在现实生活中，因种种压力或情绪围绕着我们，任何人都难免有心绪杂乱的时候，当下感觉整个人都烦躁起来，同时也远离了同步与合一的美好和谐了。

与大家分享一个暂时抽离情境的练习，这是由美国心脏数理研究所创立者杜克·奇尔德（Doc Childre）所推广的"定格练习"（freeze frame），通过此简单练习的引导来帮助管理自身的情绪。每当碰到委屈时提醒自己三个步骤：

（1）冻结（freeze）或是为自己争取一些时间（time out），把反应、反弹的意念降到心底深处。

（2）想象将自己抽离到最喜欢的情境，例如想象自己徜徉在蓝天白云下的海滩，或回想任何一个曾经令自己开心的事件。

（3）问心会怎么回答。

经过这三个步骤，只要用心倾听心的声音，绝对会和之前根据逻辑左脑回答的截然不同。此外，**我个人认为更简单的方法就是"谢谢"两个字！当心中感到委屈或愤怒时，只要真诚地说声谢谢，不论说出口还是在心中默念，都能帮助把重心降下，让念头归零。简单的两个字，却能让我们抽离负面情境，远离情绪与烦恼的框架，而心又回到应有的清晰与平静。**

36
关注法则

"粗重体"与"微细体"

人类早就知道身体同时受到情绪和头脑的管辖。虽然能感受到情绪和头脑的存在，却无法用肉眼看到。举例来说，某些梵文典籍就记录了七种"体"的存在，不过，每个宗派对于"体"的数目究竟有多少持有不同的看法。然而，不变的是，所有的宗派都认为身体属于"粗重体"（gross body），而"微细体"（subtle body）以更高的频率存在。可以说，身体只能代表我们整体的一小部分，而身体之所以重要，是因为这是唯一能通过五官而观察到的形体，所以我们的日常经验也同样受到五官局限。

言归正传，以下介绍其中的三种体：身体（the physical body）、情绪体（the emotional body）、心思体（the mental body），三者任缺其一，都可能使身、心、灵不完整。在健康的人身上，三者的能量流动是自由的。一旦能量的流动受阻，就可能凝聚成能量结（energy knot）及"能量冻结"（energy condensations），也就成为未来的病灶。

传统西医较着重于身体症状的舒缓或治疗，近年来才有较多人开始注意情绪体和心思体的重要性，不仅是因为这些体的失衡与疾病的开始有关，更因为微细体的整合似乎才是治疗关键。现在，人们已经知道"暗示"能影响疾病的疗愈。以安慰剂和具有安慰性质的手术实验为例，我们可以看到头脑和身体因接受暗示而自疾病中疗愈。令许多医师惊讶的是，许多严格、随机、双盲的临床研究都显示安慰剂效应（placebo effect）是不可忽略的。也就是说，疗愈是可以经由信念引发。简单地说，只要患者对自己的健康有信心，痊愈的概率就能提高。

除了头脑对疗愈的影响之外，情绪体在启动健康或疾病状态下的角色，也受到更多人的认同。情绪能引发一系列的生化与激素反应路径，最终影响健康与病情。珀特博士（Dr. Candace Pert）在《情绪分子》（*Molecules of Emotion*）一书中，以非常优雅的方式来描述这些路径，她提到负面情绪所释放出的分子，会在体内造成混乱，干扰许多脏器；相对地，慈悲、关怀、和谐等正面情绪，则会引发一系列的分子反应，最后通过整体身心互动导向健康。

关注法则

我推动多年的身心灵整体医学——"真原医"，一直在倡导三体（身体、情绪体、心思体）都和谐平衡，才能让患者真正走上康复之路。简单地说，这三种体都要同时下完全的决心进行疗愈，才能走上"彻底痊愈"（radical healing）之路。只要身心各层面都能完整且全面地追求健康，全心全意迈向疗愈，自然能发挥自我疗愈的力量。为了启动康复之旅，这三种体必须以谐振的状态同时存在着。唯有如此，才能完全移除每种体内所凝聚的"能量结"及"能量冻结"。

那么如何才能感受到心思体的运作？关注是最简单也最直接的方式，

关注就能带来能量。"关注到哪里，能量就到那里"（Attention begets energy!），这可称为"关注法则"（Law of Attention）。能量能引发行动，而行动将带来改变。心思体需要正向改变，才能响应整个疗愈的过程，只要以善念引导关注，正面的改变就能发生，也就能够走上疗愈之道。

仅将关注力放在病灶上还不够，还要加上康复或对抗病魔的清晰强大意念。除此之外，三个体都必须完全投入康复的过程。心思体，也就是头脑，必须先产生身体完全复原的认知。我们必须说服头脑，让头脑相信疗愈即将发生、已经发生或正在发生，疗愈的过程不需要一步一步来，它是可以在瞬间完成的，我们需要头脑才能把这一层信念落实。

此外，我们还需要情绪体的投入，当事人必须在情绪上产生远离病魔的感受。情绪体必须要完全与宇宙达到合一，与不偏颇、远离疾病的宇宙完全和谐，完全地"活在当下"，也就是一种与万物合一的状态，这才是精神与情绪上的成熟！此外，我们必须带着感恩、欣赏、关怀、宽容、体谅与慈悲这些核心情绪，才能使情绪体与宇宙的和谐、健康的频率达到谐振。

不过，光是这两种微细体的投入还是不够，我们不能忘记身体的存在。首先，当事人必须要有身体完好无缺的认知，把生了病的器官视为已经回复原状；其次，当事人必须以行动落实这项体认，而不仅停留在念头的层次。体内受疾病影响的细胞必须重生，才能够落实这项体认。换句话说，我们必须彻底地照顾这些细胞，才能维系它们最佳的健康。

而此一完整疗程包括适当的饮食、呼吸与运动，也就是生活形态的完整与彻底的改变，唯有如此才能让我们理直气壮地认为，体内的细胞已获得细心调养，活在健康的状态中。营养的不足必须得到弥补，多年累积的毒素也必须清除，才能达到完整且和谐的平衡，唯有如此身体才能自行回复正常且最佳的健康状态。换言之，完全的疗愈，需要整合我们生命的各层次与体验的范畴，一起走向康复之旅！

二分法则的限制

头脑靠二分法则运作，无论思考对象为何，头脑都会给它标上一个特质，给它定一个量出来。贫富、高矮、是非、黑白，等等，就是这种二分法的产物，头脑还能在两极之间，用不同的程度来尽力描述日常所体验到的世界。简而言之，我们的思考过程必须在两极化的基础上才能进行，二分法的过程也说明了，为什么头脑必须以逻辑化、有顺序的推演方式来运作。

当讨论意念以及意念的形成如何影响身体、情绪体与心思体时，其实探讨的正是二分法的意念。举例来说，我们可能希望得到健康、变得富有，甚至是非常非常富有，而这时候，我们常常忘记一件事，这种二分法的念头造成了生命的失衡，不仅造成内在的失衡，也造成我们所处环境的失衡。

以希望致富为例，只要看看世上这么多人仍生活在贫穷匮乏中，便会发现希望致富本质上仍然属于一种失衡。我们就能理解，人类历史是一个二元对立的历史，而且是人类一手造成的。以同样的二分法继续推理下去，我们仍然会受限于所处的时空条件中，无法超脱。

心的角色

现在进到"心"的境界。心不需要使用逻辑，所以也不受限于理性与逻辑的推理论证，心会赋予各种感受、情绪、影像、梦想独特的几何形状。心和头脑不同，可以直接穿越情境和事件的藩篱，直接切入重心，无须事前的准备或冗长的推理过程，直接进入统合的状态。

而慈悲是心用以表达存有的共通语汇，是最高层的统合情绪，也是

真原医：21世纪完整的预防医学

所有生物都有能力产生的感情。**慈悲会建构一个独特的和谐场，层层传入体内所有细胞、所有层次的意识与微细体中。**

慈悲也是联结万事万物、宇宙中大小万物的最基本力量。若说慈悲是让整个宇宙凝聚在一起的胶水，这绝对不只是一种抽象的诠释而已，更是自然界最具体的表达方式。经由次原子和高维物理的突破，现在的科学已经有了这层简单的体认。

心脏智慧是这三体之间最直接的联结，使心思体、情绪体和身体能达成完全和谐，以一致的频率振动，所以心脏智慧是整合身心灵走向完全康复的最有力的武器。心联结了存在至今所经历过的无数体验和能量域，通过心，我们可以超越、可以成长，成为更有创造力的人，这些特质都是生而为人该学习的基本课题！

活出心的能量，意思是活在与万物同体的状态中，对万事万物不起分别心，如实且完整、深刻地体验一切情感觉受，不妄加分别善恶，不迎不拒，即知即行，接受生命所有色彩、形式和起伏的原貌，无条件地接受它。这种生命态度，会使生命中的一切事物成为一门课、一次学习的机会，我们才真正成为生命的主宰。**通过无条件接受，可以将一切负面的情绪反应，转化成为感恩、关怀、慈悲与体谅的正面心情。**

唯有如此，我们才能提高自身和周遭人事物的能量和波动，且在如此奉行的同时，我们已经做了改变命运的决定。人人的心中都有一把钥匙，握有它就可以开启通往人类个人进化和群体进化之门。

37

寻找圣心

能量通道——中脉

前面介绍过的几个方式能帮助我们进入心的世界，亦可称为"寻找圣心"。围绕在磁极周围的环状能量场，中央就好比"暴风眼"，在这个位置，能量呈现一种不寻常的静止状态，任何人只要经历过这种平静，就能感受到蕴含在平静背后的，就是造物的力量，是一切存在的最大力量！

环绕着心的环状磁场中轴正是许多古老的灵性教导和神秘典籍中一再提到的中脉，见【图一】。中脉是能量（或说"气"）通过身体的主要管道，由此流入并遍布全身，是生命的基础，也是人类在时空限制下所能表现出的最大潜力之宁静轴心。

所有古老的灵性宗派都非常重视经由中脉控制气（生命力）的流动，以古印度梵文典籍为例，中脉（*sushumna nadi*）与拙火中脉（*kundalini*）虽然不尽相同，但十分相似。

拙火常以一对绕着脊椎盘旋而上的蛇做代表，在拙火路径中，能量

真原医：21 世纪完整的预防医学

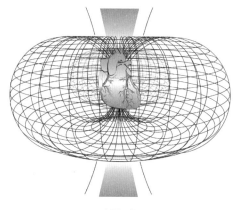

【图一】

由脊椎底部出发，向上流经体内各个能量中心（脉轮），直到头顶的顶轮。拙火开启后，顶轮也就随之开启而与宇宙意识相通，这正是昔日许多圣人所进入的与万物同体、至高意识领域的状态。

中脉的路径并不等同于脊椎，而是由头顶至会阴（肛门与生殖器的中间点）的一条直线，见【图二】。中脉和拙火一样是以微细能量域的形式存在于前述环状能量场的中轴，于是就算把人体剖开也无法以肉眼观察到。

中脉大约有拇指食指圈起来这么大，它不会随着脊椎弯曲，而是下指大地，上贯头顶，随着每个人意识开发的程度，从几厘米（一般人）到几千米（精神力量成熟且进化的人）都有可能。

流入中脉的气，决定了体内所有脏器和经脉所能得到的能量。因为中脉就像能量变压器，能够转换放大经过的生命力，输出的气（生命力）则进一步影响身体、情绪体、心思体这三层体。

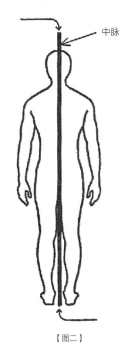

中脉

【图二】

当气被打乱或中脉受损，身体得不到足够的能量，各脏器淤塞难通、心思不清明、精力微弱，情绪也随之不稳定。

由于现今环境的变迁远超过人类能控制的程度，人人都需要重新调整能量流动。这些运动能促进维持健康所需要的再生之力，在此刻尤其重要。科学家已经发现地球磁场每年都在快速变化，而被化学物、电磁波和人为破坏导致的环境污染，也已达到前所未有的高点，我们内在的能量平衡，正遭受外面大环境的不断挑战。

一旦我们有能力进入心轮磁场中的圣心区域，不仅能增加生命力，还能圆满内在的无限潜能，也将体验到造物的大宁静和大喜悦。我针对现代生活设计了一套实用的练习，可以在日常进行，直接得到进入圣心的体验。但仅理解却不实践绝对是不够的，期盼各位读者能多练习。

负面情绪的"能量转换器"

古时候的人，早就知道**心轮是一种能量转换器，所有的感受都能在此得到质变与放大**。在和谐时，情绪体便能以更高的频率振动，进一步影响其他层体并与之共振，这是个人进化成长的快捷方式，也是人类终将踏入的道路。

"追随心念"（path of the heart）能使出生以来，困扰我们的种种恐惧被中和、转化。对未知事物的恐惧，对敞开心胸的恐惧，对扩展未知体验的恐惧，是生存中最主要的束缚。

这种无时无刻存在的恐惧，让我们活在无止境的忧虑和苦恼中，无法敞开自己、圆满自己。恐惧让我们无法完整深刻地体验并面对当下的情绪感受，恐惧带领我们走上一种失衡、不自在的状态。恐惧在后面紧紧地抓住我们，不让我们体验宽广的情绪自由和更开放的灵性觉醒。但现今的教养方式却把恐惧灌注到孩子的心灵，因此，转化这份恐惧，敞开心房去接纳万物，将是人类成长的快捷方式。

小孩子生下来就知道用哭、笑、叫等自然反应来表达真实的感受，但没多久，我们开始学着如何压抑这些反应，而以恐惧取代。但这些本能反应并不会离我们而去，只是被压抑下来，存藏在细胞记忆深处里。储存在体内的每一种恐惧或负面情绪，都会留下独特记号。当情绪被压抑的程度超过细胞储存的极限时，就会爆开来造成疾病和不自在。

在灵性成长的路上，我们都必须重数过去所累积的无数压抑情绪，练习如何像孩子般自然反应，疏导这些情绪。这些情绪的解压缩，尤其针对负面情绪，正是疾病疗愈的核心。

经由心，以平衡和统整的方式，深刻体验这些情绪，即可瞬间体认到过去不可能感受到的新天地；反之，若个人情绪只停留在表面或被压抑，心轮的花瓣将闭萎不开。现代人每天接受很多事件轰炸，每件事都发生得比过去还快，我们也必须加快情绪反应的速度，这么一来使得日常感受到的压力大为增加，也使得我们常处在疾病或不自在的状态之中。但若把这看成加速成长的良机，我们也可以逆势操作，在每个经验来临时当主宰，而非被情绪操控。

我们不需压抑情绪，而是经由清晰觉照的过程稳定心情，经由心而深刻感受并加以开展，构成灵性成长的强力催化剂。也因为如此，寻找圣心并安定于其上才变得如此的重要。我们因此能够超越凡事要论断是非的二分世界。从心的角度来看世界，所谓的善恶不再重要，相对地，无论善恶都是个人成长的独特契机。从这个角度看来，心的确能将周遭的能量转化为成长所需的慈悲与创造力，将我们推向更高的意识领域。

在自我觉醒、主宰生命的过程中，提升的力量是必需的，不只是意识的提升，还包括让情感觉受深深地烙印到心中。

我之所以用能量（气）的观点来介绍各种微细体，是因为体内埋藏的各种情绪和心理创伤通常都是能量阻塞，如果要探究疾病核心，就必须从这里下手。换句话说，除非生命力能在身心自由流动，否则无法治愈疾病。

许多方法能够增加生命力的流动，包括前面提到的改变生活形态、摄取活食物、补充微量元素、喝好水、正确的运动调息等。但是让生命力重新回归情绪体和心思体的适当位置，让身体、情绪体和心思体彼此协调统合，通过心才是最快的方式！

心灵圣约

远古以来所有的治疗师都相信，心念的彻底转变是治疗一切疾病的前提，无论新事物外表看来多么负面，若不能对新事物敞开心房，无条件地接受生命原本的样貌，我们很难回到健康的状态。唯有开启心灵，生命中的种种负面心思、情绪和身体失衡，方能得到中和，回到万物原初的统一。**我建议借由每日的净化仪式"四个心的功课"——感恩、忏悔、希望、回馈——来帮助心的疗愈过程。**

到目前为止，言语是表达内心感受最有力的工具，而且是一个正面的工具。正面积极的语言能直接引导出善念、正向的关注、正面积极的情绪与正向的行为。只有和谐的心才能振荡出正向的言语，**换句话说，正向的言语会自然使身心合一。而最简单的正向语言，就是"谢谢"，想要健康的人多说这两个字，很快就会感受到效果。真诚地实践就能改变身体的能量，并进一步改变身体的化学结构。**

活出心的能量，是身为人所能完成的最高选择，这意味着我们为自己和身边的人事物，选择并落实了最高程度的觉醒、最高远的创造力、最广大的人类潜能和波动。我们自己就能决定是否要发掘内心的智慧，并活出这最高层的智慧。活出心的能量是人人内在皆有的神圣宝藏，是上天自我们出生后便应许的最大礼物，只待发现即可无穷探取，一旦拾获便永不失去。心的能量一旦开展，将扭转我们的命运。

心灵圣约

活出心的能量，也就代表着我们将履行与心灵所缔结的神圣契约，遵从约定者在各方面的健康状态明显更好。

一开始可能不容易达成，但只要假以时日勤加练习，相信会有帮助。约定者需在日常生活如进食或步行时，依序默想以下四事。

感恩：对自己、家人、对累世以来一切有缘相遇者的无条件欣赏与感谢。也就是无条件地接受生命的本来面目和所发生的一切，默思时可以用深沉的"谢谢"来表达。

忏悔：对自己的短处及过失予以无条件的体认与体谅，觉察自我惯性，并在未来修改这些缺失，默思时可以诚心地说"我很抱歉"。

希望：对生命整体的无条件信心。上帝、耶稣、圣母马利亚、佛陀、菩萨、大我都可以是祈求的对象。祈愿必须诚心诚意，默思时可以说，"祈求你"或是"在（你）的帮助和佑护之下，我知道我会重得健康"。

回馈：发愿在得到健康后愿意为人们从事服务，这个誓愿的内容必须明确，牢记在心，而且必须是为人类服务。誓愿就像篝火，引领人向前行进，誓愿不光只是帮助人恢复健康，还让人的一生有了圆满的目标和方向，默思时可以这样说："我将……"。

一旦能够了解并落实心灵圣约，我们就能从心底获得转化，**原本束缚我们的疾病或健康困扰，会和生命中的其他部分一样，全部转化为一种祝福，成为过去所无法想象的、重新深入探究生命的契机**。在见证内在神圣潜能开展的同时，命运也得到了彻底的改变。

拾一

如何改变习惯

38
认识习惯

习惯及其伴随而来的能量趋势，造就了我们的生活。从早到晚，每个人都养成了一套自己例行的习惯，而其中大多数，我们会毫不多想就去做了。每逢新年我们总下决心改掉某些习惯，然而每年也面临许多挫败。人人都知道，想增进身体健康就必须彻底革新生活方式，包括饮食、运动、睡眠、呼吸、情绪和思考方式。

但究竟什么是习惯？习惯真的能改变吗？其实改变习惯比想象中更容易。在谈改变习惯之前，在此先厘清一些观念。

并非所有习惯都不好

每个人都有不止一两个，而是成千上万个习惯！我们所做的每件事都是某种习惯的呈现，生活原本就是多种习惯的表相。

根据美国心理学之父威廉·詹姆斯教授（William James）的定义，"习惯只是大脑释放电波时建立的一条新路径，尔后发生的刺激便很容易地循此路径。"《世纪大辞典》（*Century Dictionary*）对习惯的定义则是，"一种自然、不随意、本能而不自觉的行为模式"。心理学家戈迪（Gordy）

真原医：21世纪完整的预防医学

认为习惯是"在类似情境下，我们身心的任何动作，每一次都比过去更能轻易地表现出来"。

习惯会将所有动作简化至最简单的状态，因此可以节省能量；习惯能使动作正确且精准，因此能帮助培养技能。习惯能帮助建立所有动作的进行顺序，使动作简单化，避免疲劳。

简而言之，习惯就是一种我们一再重复的行动，一种常被运用的行为！

那什么是坏习惯？坏习惯就是在当下对我们不利的习惯。许多坏习惯是不知不觉中再三重复所养成的小动作，从皮笑肉不笑、想吃垃圾食物，乃至抖动、讥笑、不良的姿势等肌肉与神经上之习性，都是从小不断累积的举动，只是现在不再对我们有益，所以必须去除罢了。一旦了解，就可以立即消除我们心中因坏习惯而来的罪恶感。

所谓的坏习惯只是过去养成的无害习惯，当时自有其存在的理由，但对现在已了无帮助。正因为如此，我们根本不需要将坏习惯视为必须不惜一切代价毁除的污点，也不应该让自己与之奋战不休，到头来，还是除不掉。

事实上，在数以百万计的习惯中，绝大多数是能帮助生存、良好且必要的习惯；坏习惯是少之又少。而且好习惯蕴藏的力量，要比坏习惯的力量大上数百万倍。不妨运用建立好习惯的原理，培养更多容易重复使用的好习惯，来取代这些极少数的恶习。习惯本身是一种"常被使用的行为"，所以想改变习惯，光靠思想是做不到的，还得从行为下手才行。只有经由培养新的好习惯，才能改变坏习惯！但是，习惯真的这么容易改变吗？

要想改变习惯，就必须对它有崭新的认知和平衡的心态。了解与面对习惯，需要平衡的心态，就这么简单。这种崭新而平衡的心态能用在所有习惯上。就拿已成为我们生活一部分的科技产品为例。从学习手写、打字、用计算机、上网、手机等，从来也不需要痛下决心，也不需要神力加持，就简单地做到了，我们甚至没有丝毫停顿去思考要废除旧习惯。只是简单地做着这些事，让它成为生活的一部分，仅此而已。

总结而言，只要从事新行动，停止思考旧习惯，习惯很容易就改变了。当焦点转移到新的行动时，不知不觉中，我们就已接受了新的改变，也就是在这种情形下新的平衡心态介入。我们不必自责或以道德标准来批判这些坏习惯，相反地，把它们视为不再具有其方便效益了，只要继之以新的行为，坏习惯就被改变了。

不过，真实生活中，我们似乎都在反其道而行；为少数的坏习惯困扰，忽视了自己绝大多数的好习惯。总是盯着少数的不完美，而无法欢庆生而为人本身就是完美的这个事实。我们让自己的生命沉浸在偏执和苦恼中，却忘了赞美整体完美的一面。只担心少数几个坏习惯，却对我们众多的美德、成长和改变的潜力没有信心。总是被自己的不安全感压得喘不过气来，导致生活失衡，而不去了解与生俱来的成长和学习之真实力量。

说得更明白些，要改变习惯时需要：了解习惯本身就是一种常被使用的行为；不再去想我们要革除的习惯，而是以行动建立新习惯。

人人都有改变习惯的力量

改变的力量是人人与生俱来的能力，事实上，它正是使我们进化的最大动力，让我们能不断适应环境变迁。我们天生就具有改变习惯的能力，这不只是与生俱来，还是亿万年来有人类就有的能力。这种固有能力，让我们和百万年前的祖先一样，一直都能改变。神经科学家的研究清楚指出，大多数时间，人类只使用了大脑的一小部分。研究亦指出，即使是成年动物或人类，也还会发展出各式各样新的神经传导路径，证明了

真原医：21世纪完整的预防医学

这方面的潜力是无限的。无论年龄多大，都不需要任何修补。神经科学家已经把这种脑细胞有进行改变而形成新路径的能力称为"神经系统可塑性"。

通常，无法戒掉坏习惯只是因为我们无法意识到与生俱来的改变力量，也没有认知到好习惯的力量足以盖过少数的坏习惯。要理解我们会不断成长、拥有无限潜能，我们必须具备相当的心理成熟度，对生命抱持平衡的态度。当我们内在成长潜能的信念与希望够坚定，我们自然就有信心，能通过新行动来改变习惯。一旦有了这层新认识，生命就会开始多彩多姿，所有可能性也将展开。我们将不再受层层限制和偏见的束缚，明确了解自己就有改变的力量。

习惯并非来自思想

改变习惯的最大阻碍之一，就是误以为习惯来自思想，以为改变习惯必须先改变导致习惯的思考方式。先让我们停下来，观察自己在不知不觉中形成的所有习惯。习惯只是经常被使用的行为，无论我们是否意识到。习惯甚至不是经由思想而产生，许多习惯只是不断重复的动作，前后不必然需经过思考过程。它可能只是在某些外在环境发生变化时被触发而已。

举例来说，有个患者总是在闻到某种味道时搔搔头，几秒后把脚抖个两下。他并没有想做这些动作，启动这些行为的并不是他的心智。从这个简单的例子可以很清楚地知道，无论思想还是决心的力量有多强，习惯不能单靠意志力来改变。

这道理虽然简单，却和今日多数心理学家对改变的认知相左。许多专家建议运用强大的意志力来改变习惯，强大的改变决心，加上恒心毅力不断练习，直至新习惯落实为止。很明显，如果这种建议可行，那么我们应该可以不假外力免于一切恶习。可惜，大多数人都做不到这一点。单只是"心想"，未必足以改变习惯。

轻松改变习惯的新心理基础

虽然心理力量仍不足以改变习惯，但还是能起辅助功用。前面介绍过，要达到情绪和精神的平衡，就必须认识到自身的改变力量，而此力量来自着眼新行为，而非思考旧习惯。同样地，新习惯也可以通过心理程序的辅助来形成。这些心理程序包括三项原则：

（1）只思考相异之处，而非其相同之处。

（2）多想想众多好习惯，而非老挂念于少数的几个坏习惯。

（3）多想象我们想去做的，而不是想不要做的。

为何第一项原则是"只思考相异之处，而非其相同之处"呢？如果我们只想到雷同处，很容易裹足不前。每个人都有参加聚会或开会的经验，如果我们的直觉反应是："唉，这些都是老套，我实在很讨厌这样，简直是浪费时间。"这么一来，我们往往就会退缩，也许就错过了一个认识新朋友或自我成长的绝佳机会。假设我们是农民或机械设计者，若只思考最终产品或生产过程中的相似处，我们就会对改善未来裹足不前了。因此，无论从事什么工作，唯有思考差异处才能让我们进步。可以说，思考相似处让我们停留在过去，而思考相异处令我们走进未来。

那这道理如何运用在习惯上呢？前面说过，思考相似的事物让我们停驻在过去，而习惯是一种从以前到现在不断重复的行为。所以，习惯可以说是一种行为上不断重复的类似动作。当我们思考相似的事物时，事实上只是想到习惯。我们必须思考相异才能改变，而这比我们所知道的要容易得多。事实上，这是我们每天不知不觉中正在做的；当我们盼

真原医：21世纪完整的预防医学

望一个新事物、新情境，也就是在盼望改变时，事实上，我们就已经在思考差异性了。

一旦思考固定在某个习惯上，越想着怎么去改它，事实上我们就与习惯粘得越紧。在这种情况下，我们是在思考相似性。相反地，**愈少去想旧习惯，多想想欲建立的新习惯，就能愈快有效地革除旧习。**

第二项原则是"多想想众多好习惯"，其重点在于改变对好习惯与坏习惯的观点。把重心放在所拥有的众多好习惯上，停止对少数坏习惯的执着。若不是因为好习惯远多过坏习惯，我们根本就无法生存了。**常忆及自身拥有的诸多善习，便能将我们带回情绪和精神上的平衡，让我们顿然意识到，每个人内在都有如此奇妙的成长力量。**

常想着要戒坏习惯，事实上只会使它更壮大。若反过来把重心放在天生的好习惯上，我们当下便可感受到自我完整以及精神平衡。这不仅能淡化坏习惯的影响力，也终将使它自行消失。如果我们能不断地练习，不断地将念头放在成千上万的好习惯上，深切地去体会感恩与感激，我们的生命也将截然不同，而这个转型全是来自正向的改变，而非来自计较如何戒除的少数坏习惯。

上述的第三项原则就是，**"多想象我们想去做的，而不是想不要做的"**。想想出生以来所养成的种种习惯，这么多习惯，没有一项是费力形成的，全都是自然养成。只有在我们为少数坏习惯的影响所苦时，才意识到内在的冲突。冲突越深，习惯就越难改，甚至连我们以新习惯取代旧习惯的动机都会被错置。假如形成新习惯的目的，只为了摆脱旧习，那么这种想法反而会成为改变的最大障碍。

每天找一个安静的角落，花几分钟时间想象自己做新习惯的动作。之所以要如此想象，并不是为了摆脱旧习惯，而是为了建立起新习惯。在过程中，忘了旧习、集中注意力于祈愿转变的结果。当旧习惯浮现时，试着抛弃或不理它。比起许多已经拥有的好习惯，坏习惯太没价值了，我们应该将自己的想象力导向希望拥有的新习惯上。

这项简单的练习将彻底改变我们的生命，让我们从被动地接受无法控制的各种影响力，走向充满机会和潜能的积极生命。只要能持之以恒，没有什么事办不到的。在想象自己正在从事新习惯时，整个人也从旧习惯的束缚中解脱，感觉就像是重生一样。心灵上拥有了这个新行为的印象后，我们就可以改变生活中的任何事情！

享受改变

以下用简单的例子来说明。约翰从小就感染了乙型肝炎。他的病况已经到了肝脏慢性衰竭的地步，一开始是脂肪肝，然后纤维化、严重肝硬化、肝衰竭。自然疗法医师劝他改为采用生食，并且减少食用肉制品。这对约翰简直是晴天霹雳，他向来热爱快餐，喜欢大块吃肉。即使约翰知道他应该彻底改变自己的饮食习惯，但就是没法子下定决心。

某一天医师告诉他，不要再去想什么改变饮食的事，也不用去压抑对吃肉的欲望，尽量学着去习惯生菜沙拉这类菜品就可以了。约翰第二天就照办了。他发现原来新鲜蔬菜可以变出那么多花样，还可以加上各种天然调味料，让菜肴更可口。约翰开始想象每天调制食物是多么开心的一件事。改变饮食习惯不再有任何困难了，反而让每天尝鲜成为享受。约翰不但很快改变饮食习惯，也得到了健康，更成为营养疗法的专业讲师，还写书大谈生食对健康的好处。

总而言之，第一，我们应避免压抑旧习惯；第二，与其去想与过去有何相似，不如想或许有新的变化、机会或不同的发现，这就是轻松改变旧习惯的心理基础；多想象想做的事，而非我们想停止的事。

真原医：21世纪完整的预防医学

39
用行为改变行为

习惯源自寻求表达的欲望

习惯是一种重复行为的表现，每个重复行为都需要一再地启动神经细胞。因此可以说，行为需要脑细胞之间或脑细胞到肌肉细胞之间的神经能量重复流动。所以，习惯不是凭空而生，显然有它的生理基础。任何习惯的背后，最基本的动力就是欲望。

欲望是驱动所有行为的力量。欲望来自我们伸出、抓取、碰触、联结、完成、得到接触的需求。在表达欲望的同时，也达到了重新平衡的状态。因为这个世界的万事万物都建构在两极之上，两极之间互相成全的倾向就构成了欲望，并在这个过程中达成新的平衡和完整。

欲望是驱动所有习惯的力量，包括坏习惯。只是在坏习惯里，欲望的力量变得无法控制、无法遏抑。一旦受到压抑，欲望不降反升，这是想要改变坏习惯时最难处理的部分。

欲望并非坏事，但要正确表达

想要改变习惯，一定要先改正一个认知的基本错误，就是对欲望的道德判断：人们常常认为欲望是件坏事。事实上，我们必须了解，欲望的核心动机不该受到道德判断。和所有本能的行为一样，欲望是与生俱来的，是正确的，也是完整的。

举例来说，有位公司职员，他工作尽责，但总是会夸大过去的功绩。虽然他也勤奋工作，但还是立即被发现他说的故事太夸张。认识他的人都知道，他这是在公开说谎。

这些谎言背后的第一个欲望是，他希望在每个环境都能表现杰出。这个期待表现更好的欲望，本身并没有错，但随着时间流逝，他因为表现无法符合自我预期，开始产生失落感。第二个左右他的欲望，来自期望受到同侪尊敬。同样地，这个欲望本身并没有错。

人人都有梦想，也享有相同的权利，本来就值得同侪相互尊敬。但是，当"表现杰出"和"受到同侪尊敬"这两个欲望无法吻合时，显然当事人试着在同侪眼中捏造另一个形象，这一来他只好说谎。

这两个欲望本身都没有错，但显然他选择了错的方法（说谎）来表达欲望。因此，坏习惯也可以视为一种错误的欲望展现。

如何正确表达欲望

其实习惯背后的欲望是正确的，但在表达的过程中却形成了坏习惯。要改变坏习惯，我们要面对的不是欲望本身，而是如何正确表达欲望。

【图一】是脑细胞和神经细胞伸出许多触手的简图。输入信号由左到右来表示，例如由眼睛经过看来像触手的树突输入，虚线是神经元放电给肌肉细胞的路径，左边的细胞代表接受刺激量最少的静止状态细胞。

图一的右半部分，还有个细胞接收来自同一只眼睛传送的信号。在这个人身上，表现的欲望多少都受到了压抑。就像一个看到朋友们都在打游戏，自己也很想玩的小朋友，父母会去压抑他的欲望。

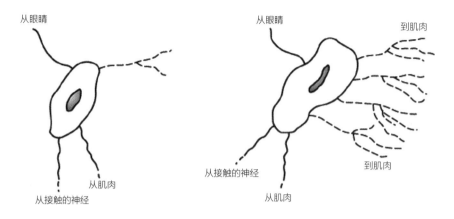

欲望压抑前　　　　　　　　　　　欲望压抑后

从眼睛　　　　　　　　　　　　　　从眼睛　　　　　　　　到肌肉

从接触的神经　　　　　　　　　　到肌肉

从肌肉　　　　　　　　　　　　　　从接触的神经

　　　　　　　　　　　　　　　　　从肌肉

【图一】脑细胞和神经细胞伸出触手的简图

　　虽然在这个例图中，信号经过眼睛输入，但是信号也可以通过其他感官进入，或由多个感官同时进入并综合在一起。输入的能量会累积，到达饱和点的时候，直到细胞伸出了足够多的触手，并发展出足够多的路径来表达这个欲望为止。如果欲望的表达被压抑，就会有越来越多的能量在此累积，无法释放。最后细胞涨到一个限度后，会想办法来解放，让能量传到下一个脑细胞或肌肉上。这种能量的大量释放和自然状况下的表现并不相同，是完全没有好处的。

　　若只是从能量来看脑部的活动，可以说，当脑细胞被外界能量"饱和"时，就充满了欲望（或说是截取输入信号），然后就必须将能量向下释放。所以，能量才能够保存，而转移到另外的活动中心去。

　　释放能量就是神经细胞表达欲望的方式，如果能量释放总是沿着同一条路径再三重复，习惯就产生了。好比说水坝，我们可以把水坝封住，不让水往下流，但最后它终将因承受的压力达到饱和而必须宣泄，即使通过别的出口，也是一种疏解。光是压抑欲望，是无法改变习惯的。相反地，唯有当欲望通过其他的习惯纾解，才能改变习惯。

要改变习惯，必须多管齐下。前面曾说过，内在挣扎或压抑欲望都是于事无补。压抑欲望，只会让习惯更失控。不要压抑欲望，也不要用道德标准来评断内在的欲望，这就是前面曾提到的精神平衡。**如果欲望能通过好习惯这种正确的表达方式来纾解，我们就走上了处理欲望的正确方式，也使我们内在既有的自然平衡与和谐得到了实现。以正面的行为和改变来表达欲望，而不是陷入自我悔恨或压抑中。**

新神经反应路径很容易改变

前面提过，在生理层次上，习惯是经常被使用的脑部沟通路径。然而，这些路径能够轻易地被改变。大脑是体内最具可塑性的器官，随时不断地在改变，脑神经细胞的手（树突）和脚（轴突）不断进行新联系，而且新路径（新习惯）的数目是没有上限的。

可塑性指的是一个材料被塑形、改变却不破损。人体内没有任何组织比神经组织更具可塑性了。当神经细胞彼此或与肌肉细胞建立联系后，完善的能量释放通路即形成了。经由这些固定的能量释放通路，就形成了习惯。

只要让能量或者欲望的冲动导向另一条路径，就可以轻易地改变习惯。由于神经组织具有如此高的可塑性，当我们更改欲望原有的表达方式，新的神经传导路径即能形成。只要把旧的传导路径切换到新路径，旧习惯是很容易改变的。

回到前面提到的由手写到打字、用计算机输入的例子。最初的手写习惯之形成，是由脑领着手部肌肉导出的一条路径，因为常被使用，故得以习惯化。借由书写表达想法的欲望经由手写表达出来，又常使用这种方式来表达欲望，就形成了手写的习惯。接着，打字机出现了。我们马上就被"打字"这个又省时，又使作品美观的新观念给抓住了。

新的观念加上打字机吸引人的外形、独特的键盘声，使我们对于使用打字机来表达的欲望日渐强化。这时，新的表达路径形成，使用打字机这种新发明的欲望，开始经由新的路径表达，能量的流动就由旧路径转向新路径了。而计算机出现时，同样的事情发生了，计算机具有快速、方便、可存取档案、方便日后随时编辑等好处，而这些好处都令人目驰神迷，我们甚至不用放弃打字的习惯，只要改用计算机就可以。

由此可见，转变是非常轻松的事，不用挣扎，也不需要刻意压抑或停止任何欲望。因此，可以得出结论："任何压抑欲望的努力，都会造成改变旧习惯时的挣扎和困难。"**不要企图阻挡欲望，就能够很轻松地将表达欲望的能量导入新的方向，只要切换到新的表达路径，新的习惯也就随之形成了，不用与旧习惯搏斗**。而习惯也只能这样轻松地被改变！

利用身体记忆轻松革除习惯

因为习惯是经常使用的行为，所以要靠行为才能改变习惯，肌肉活动是最有效的方式。肌肉细胞与神经细胞密切相连，每条肌肉细胞都会对诸多神经细胞做出反应，由肌肉细胞将信号送回神经细胞，形成连续的循环回馈线路，加速路径的传导速度。通过活动，肌肉将刺激送回脑部中枢，每一次的肌肉活动都可以滋养并调控同样的脑中枢，使下次的反应速度加快。从另一个角度来说，如果肌肉不活动，该部位的脑中枢就会日渐呆滞，脑部的链接和传导功能也会消失。

光是思考本身，就能刺激脑细胞将神经冲动传向其他细胞和肌肉，但是，对脑细胞来说，肌肉活动能带来最强大的刺激，能使大脑充斥来自脑部内外的所有信息。比较一下，幻想着穿得美美地参加舞会，和亲身在舞会上与喜欢的人共舞，这两者所产生的效应相差多大。显然实际去做比只是想象，能给身心留下更深刻的印象。同样地，活动肌肉比起只是纯思考，大脑能产生更强大的印记和调节效果。大家都知道，只靠"想"对脑内结构变化的影响其实非常有限，但是如果结合心灵活动与肌肉行动，能马上改变脑内结构。这样的结合，能使新的脑内传导路径更容易建立。

习惯只是"经常使用的行为"

要改变一项习惯，还得经由真实的肌肉活动才行！这个新知识如何帮助我们改变习惯，请看下面这个例子。

得了乳癌的珍妮，在过去两年间一共接受了三次化疗，她觉得非常不值得，也变得十分憔悴。虽然专家已经宣布她的病情进入末期，但她觉得一定还有希望。另一方面，她无法自行起身，走不到几分钟，就气喘吁吁、精疲力尽。珍妮知道如果她想好起来，除了适当的医疗照护外，还必须要有活力，过着更积极的生活才行。然而，改变的决心时有时无，结果还是一无所获。

有一天，有人教她不要再去想怎么改变生活方式了，回过头来好好想想自己最想要做什么。珍妮的回答是"跳舞"。她马上得到的建议是，为自己准备一个好空间，选一些喜爱的曲子，让自己随时都可以跳舞，而且要多利用大肌肉运动、大步跳舞。她开始跳舞了，而随着时光过去，她愈来愈健康，很难想象一天没有舞蹈的日子。她开始一跳好几个小时，而且也走出户外到森林散步，接下来她体重开始恢复。复诊时，连医生也为她的健康进展感到震惊。

对珍妮来说，过去的希望之所以一一落空，是因为她不了解"习惯只是经常使用的行为，所以习惯只能经由行为来改变，运动肌肉是唯一能真正影响脑部传导路径的行为"。只是靠意志力来改变习惯是不够的，事实上，只要开始做别的事，不要再想旧习惯，就是改变习惯的最好方法！

赞美自己及完成的每个小事

再来看另一个例子。玛西亚是名非常吸引人的 41 岁单身女性，医生诊断她患了多发性硬化症，在遍访名医后，玛西亚才认识到自己罹患了无药可救的绝症，而且病情只会日益恶化。从那时起，不愿意接受命运安排的玛西亚，开始研究各种传统和另类的疗法，很快她就成为这个恶疾的专家。后来，她发现原来很多神经退化疾病跟许多人格特质有关。

这种理论能让玛西亚信服，因为她总觉得自己会罹患此病与她是孤儿有关。从小开始，玛西亚就学会凡事靠自己，她经常需要与周遭搏斗，才能获取所需。对她来说，世界充满了无情冷血的人，这让她往往难以接受。她曾不断自问："为什么？为什么人生这么不公平？为什么都发生在我身上呢？"玛西亚觉得自己内在的愤怒，以及对世界和自己的不能谅解，一定和现在这个慢慢啃噬她健康的疾病有关。

她立誓有所改变，不断地祈祷，她希望自己能够成为一个更仁慈的人，而第一步便是能够原谅自己和别人。她希望以爱而不是恨来看待人生。几个星期过去，玛西亚觉得自己一点进展都没有，病情仍不断恶化，左眼几近失明。她非常沮丧，几乎连改变的力量都没有了。最后，她仅仅期望能在临终时保有些许内心平静就好。

玛西亚最后找到一位愿意帮助她的心理治疗师，医师给她的第一个劝告是，不要再去想改变的事，只要对自己能完成的每个小事不吝赞美，随时去看看自己有多漂亮。

医师也要她每天赞美自己的容貌，今天是鼻子、明天是嘴唇、后天是她的一头青丝，对身体的每一部分说谢谢。玛西亚一开始很不自在，但是逐渐地，她发现这比想象中要简单，她开始熟悉于赞美自己的外貌，热切地想要拿出镜子或去浴室里进行这项每天的仪式，她也开始习惯"谢谢"，甚至随时都会喃喃地向自己道谢。

与人交谈至少说一次谢谢，找一个优点

接着医师告诉她以实际的方式做些简单的善行。每当她与人交谈之时，要求做到至少说一次"谢谢您"；并要求她在交往的人身上，找出一项优点；只要可能，要和对方有直接的肢体接触，或是握手或是碰触对方手臂表示感激。至此玛西亚觉得一切照做毫无困难。每当她对别人道谢，就会感到无比的舒畅。在致谢时碰触别人的双手或是和他人紧紧握手，都带来了莫大的喜悦和能量。就从这个简单的动作开始，玛西亚开始给她遇见的每个人一个小东西当礼物，当她给予却不求回报时，她会沉浸于无比的喜悦之中。

很奇妙地，玛西亚发现她再也没想过自己的人格问题了。她忙着结交新朋友，和朋友们分享她的感谢。这项改变，让玛西亚发现她已适应了另一种完全不同的生活方式，包括生食、矿泉水、每天到空气清新的户外伸展、随时随地面带微笑等。到现在，玛西亚认为她的健康之所以逐渐好转，是因为人格产生了彻底改变。她的医师虽然不知道这与疾病停止恶化有何关系，但确认她现在已经可以停药了。对玛西亚来说，她很确定，是自己生命的正向改变导引出对自己、对他人的真诚感恩，这才是她生命、健康和一切的转折点。

在这个特殊的例子中，玛西亚终于知道，她的习惯和人格事实上没有什么问题，她一直都是神圣且完整无缺的个体。她的人生需要奋斗，而她也度过了每个艰难的考验，这本身已是值得赞赏的了。在她孤身奋斗的时候感到沮丧，也是正常的。问题在其表达的方式，憎恨自己与社会是错误的。接下来，玛西亚了解到她根本不用为旧习惯担忧，一些简

单的行动就能为人生带来不同；由肌肉的行动开始，包括照镜子、说"谢谢"、与新朋友热情握手。到后来，她每天都期望能与朋友相遇，希望新的一天早早到来。

这些改变也让她开始改善饮食，她不但开始吃素，还成了生机饮食的爱好者。她开始上瑜伽课，每天慢跑至少半小时，三个月瘦了 4.5 千克！每个认识玛西亚的人都认为，她现在完全不同了。虽然她还是要面对多发性硬化症的威胁，玛西亚已经开始继续她的人生，不再为自己的健康所苦恼。对玛西亚来说，表达对自己的感谢，这个简单的练习正是触发她生命所有改变的契机。

只要照着下列步骤去做，任何习惯都能轻易改变：从不同的观点来思考、唤醒新的情绪态度、视欲望为一种理想、用表达取代压抑、切换新的脑部传导路径，这都是加强改变所需的动作，再加上肌肉的行动，能让每个步骤的效果更为强化，因为肌肉行动的改变，同时也改变了它背后蕴藏的习惯。换句话说，既然习惯不过是经常使用的行为，我们就应该用行为去改变行为。

因此，适当且平衡的态度帮助我们认清习惯为何，再辅以规律频繁的运动，所能改变的不只是少数几个坏习惯，还包括我们的整体生命。认识到可以轻松地改变习惯，这层认知所带来的信心，应该也能让我们对生命产生一种全新的平衡感，然后让新的平衡导引我们通往更广大的个人成长之路。

拾壹

—身心共舞—

40
不再恐惧

没有其他情绪比恐惧对我们的影响更大。从出生起，我们就生活在恐惧中，那是一种求生存的恐惧。同样的恐惧，驱迫着我们攫取一切，甚至包括呼吸的空气。

恐惧是一种紧缩的状态，影响身心所有层面。恐惧是一种分离的假相，使我们以为自己的生活与宇宙是分离的。恐惧是生活中时时刻刻的不安全感，是个人成长的最大障碍。恐惧也是不和谐、失衡的原因，最终会导致疾病。

大多数人都活在恐惧中，但我们虽然长期处在这种紧缩状态下，却未注意到这一点。了解恐惧，并在了解后释放恐惧，是我们在人生中要学的最重大的一课。

情绪影响生命能量的自由流动

我们不仅是通过情绪体体验情绪，还通过体内的每个细胞来体验。对人类来说，悲伤和悔恨的情绪，胸腔最先体验到，然后扩散到脸部，就是一般人说的"垮下脸来"的感觉。这就是为什么在悲伤时，会有想哭的感受；也有些时候，心脏和肺部会感受到悲伤和悔恨。

同样地，喜乐和慈悲也是在心脏的部位感受的。这类强烈的情绪，会让我们进入所谓"狂喜"或"极乐"的境界，强大的喜乐会渗入我们每个细胞。在狂喜与极乐中，代表生命的气及生命能量会以极高的速度开始振动，这种和谐的振动会刺激脑部中枢和所有神经细胞，释放出大量神经传导物质，转而回馈到每个细胞，将狂喜极乐的感受传递出去。

仔细分析，我们会发现每种情绪都有身体或细胞的对应区。如果某种情绪没有被深层体验、完全释放，就会卡在身体里，情绪的相关记忆会持续下去，影响生命能量的自由流动，如前文所述的，会形成一个能量结。如果这个结没有打开，就会在原地累积，在体内形成一道能量的疤，最后就以细胞层次的疾病呈现出来。

和至乐的情绪一样，恐惧也能够被体内所有的细胞察觉，由皮肤表层下方、身体表层开始，由头向脚趾的方向吞噬整个身体，就像是整个身体要被一种恐惧的波动给吞噬一样。

恐惧会中断我们各种微细体里的生命力的自由流动，在体内造成各种阻碍。在这个过程中，恐惧榨干身体的生命能量和气，不再从事生理功能。长期的恐惧，会将身体抛向"交感过盛"的极端状态，两组自主神经系统失去平衡，无法相互联系，由此可以理解，长期生活在恐惧之下，会导致各式各样的疾病。

练习恐惧的另一面：慈悲

面对恐惧，可以有很多处理方式，然而必须先认清我们长期生活在恐惧状态的事实。大多数时候，由于恐惧状态十分微细，因此很容易忽略，最多只是一种紧缩、不安、不自在的感觉。而面对恐惧，最简单的做法就是练习恐惧的另一面。这个练习必须要非常简单，随时随地都可以练习。

因为我们也是随时随地生活在一种恐惧的状态中。

而恐惧的另一面就是慈悲。时时刻刻将慈悲表现出来，就是中和恐惧最有力的方式。因为在慈悲之中，我们不用处理恐惧，恐惧已经被中和掉了。

慈悲的运作，是通过基调的律法进行的。所谓的基调，就是主管所有相关调性的主调。以音乐为例，如果我弹了一个 Do 音，所有上行和下行的 Do 都会一起进行交感共振，和基调的原理是一样的。

慈悲的基调是宇宙最基本的调性，是万物的基石。慈悲发出的基本振动场，层层相递到体内所有的细胞，以及所有的微细体和意识各层次，最后形成一个无法穿透的共振场，这也就是任何力量，包括恐惧都无法破坏的光能量场。

慈悲是人类所能产生的最高层的谐振觉受，只有慈悲所产生的谐振，力量足以穿透身体所有层次。无论何时何地，慈悲都是人类自由选择的最高表现。

41

回到慈悲

"其实不是人体经历了许多灵性体验，而是灵性经历了人的体验！"一开始，人类就试着建构一个统一场，希望能解释所有事情。例如我们由何组成？生命又由何组成？原子如何构成？这一切，都是为了让我们能知道，我们是由什么单一"元素"构成的。

真原场又称意识场、慈悲场

物理学将一切简化成四种主要作用力：强作用力、弱作用力、电磁力、重力。但在这四大作用力背后，构成它们的又是什么？许多人费时多年寻求解答，所有的答案似乎都指向一个领域，这个领域有物理学所知四种作用力的特性，同时具有粒子和波的形式，两者皆是，但也两者皆非。我称之为"真原场"（primordial field）。单就这个原理，可以带来相当多突破性的应用，在此暂且不表。真原场又可称为"意识场"（conscious field）或称为"慈悲场"，其实也就是感恩、慈悲及相关特质之源头。许多人认为，因为慈悲是主观的、非物质的、源自某些柔软的感受或某些抽象的事物，因此慈悲的特质是短暂的。这种看法是多么偏离事实啊！

慈悲是粘合宇宙的胶质

要知道，**慈悲是粘合宇宙的胶质，也就是真正的真原场。没有慈悲，宇宙会分崩离析，一切将不复存在。慈悲是一切之源，小自次原子物质，大至天空中最大的天体，都是由慈悲而来。**人们说"发慈悲"，期望自己或别人敞开心怀迎接慈悲时，其实都被错误的宇宙实相观所误导。事实上，这全部颠倒了！

一开始，宇宙的一切都是经由慈悲的单位体而创造、展现；也可以这么说，我们不能表达比已经存在的慈悲更多的慈悲。我们怎么可能表达一个就是万事万物的本体或源头？我们也只能回到慈悲，回到我们真正的家园！因为整个宇宙，乃至于造物者自身，都是由慈悲组成的！我们只能通过思考、情绪、生命的平衡，回归到慈悲。记住，我们本身就是慈悲！我们不可能多过自己，而我们也只是如此！

在这些观点的背后藏有一个真理，如果我们理解了，生命将彻底改变。一旦了解，我们就自然成为慈悲。换句话说，我们的一切就是已经与生俱来的。**通过实践慈悲与其他慈悲的化身，我们会突然了解，我们原本就是完美的存在。而我们也不需要去追求比完美更完美的了！**

我们并不是毫无目标地漂浮于生命之流中，我们是拥有神性的高等灵体，完整且具有无限潜能。每个人都是造物者完美计划的一部分，没有人是被分离开的。所谓各自存在的个体，不过是一种幻象。我们会了解，生命中没有任何一丁点是浪费的，万事万物均有目的。而最简单的目的，就是让我们记得我们到底是谁！

从这个角度来看，生命以及伴随生命而来的种种挑战，无论看来多么艰难，都只是一门功课，目的是帮助我们想起自己是谁。我们的日常生活就是考场，随时测试着我们记得了多少。如果我们时时都能发慈悲心，

真原医：21 世纪完整的预防医学

即使面对种种物质困境也能如此，我们就能够证明自己才是生命的主宰。即便处在人身的限制中，只要能忆起自己真正是谁，生命的觉醒由此发生！

也就是在承受疾厄等种种困境时，还要活出慈悲，表达出爱。而这人身的限制则是测试我们对生命掌握能力的考场，无论在何等困境，如果我们能忆起自己真正是谁，并完整地表达出来，我们就生活在和平之中。

生活在和平之中，成为生命的主宰

生活在慈悲中，我们开始能够信赖生命的一切过程，我们信赖周遭发生的一切，都是为了唤醒我们记忆的美丽目的而发生。我们不再为发生在自己身上的负面事件而沮丧，不再任意论断，不再有所谓对、错、好、坏的价值观。我们在万事万物中看见神性，在一草一木中理解美好。

在慈悲中，我们内在是平静的，正如《矿石疗愈》（*Rock-Medicine*）的作者塞拉（Sela W. Randazzo）所说："心灵的平和是幸福，身体的平和是健康，而灵魂的平和则是自由。最真实的自由就是自在的流动。"唯有在自在流动的状态下，人类的真实潜能才能表达出来；唯有在自在流动的状态下，我们才可能得到身体、情绪、精神上的真正健康。

活在慈悲中，是自由、解脱的

连续这样地参思，我们会突然了解，所有的灵性追求和各种个人成长的策略，也都只是一个大的幻觉。既然我们已是完美的存在，开悟这样的念头，有何需要存在呢？开悟的前提是，我们之前还没开悟。在这样的定义下，开悟本身也是属于有条件限制或带动的，也不是永久的；也可以这样说，这样的开悟是无常的，是会随环境或事件的变迁而变。我们只能回到我们一直存在的地方，那就是慈悲的真原场。所以，做个总结，我们也只能回家，回归我们本来就如此，也永远是如此。这，才是真正的开悟。

我们为何而来？我们要完成的大工程，不过就是从身为人的桎梏中解脱，包括从各种出生后所接受的种种理念、说法及教条中解脱。而"真原医"，其实也只是追求对一切人自己所制造的"结"，做完全的解开及反转。唯有针对一切习气的反转，我们才能彻底地回到我们的本性，而这个本性，也就是真正的慈悲。

42
记得快乐

知道何时、何地、如何维持快乐，是身为人最重要的功课。即使是宇宙最低等的生命，也懂得追求快乐。达到快乐，是许多行为的最终目的，不仅是我们人生的目标，同时也带来健康及平静，这两者都是我们身为人类能达到的最高境界。追求快乐，也许是人性最古老的目标。尽管这么说，我们还是常常忘记这是一切的动机。

我们习惯经由物质上的获得和舒适来追求快乐，也就是以外在的方式来追求快乐。也因此，我们期许自己及下一代必须卓越、胜过同侪、事事要求最好。在比较中，我们为自己带来了神经质，而这种情形正是由于我们不断地在物质状态中打转，包括不断追求分析能力（例如解决高等数学及科学问题）、累积各方面的知识、各种才艺技能等。我们以为这些为自己带来优势，而却是不安与压力。

生活方式其实是一面反映自身的镜子，映照出我们对生命的态度。聚焦在我们自身对生命的恐惧与不安之上，把自己推到极限上，在一个又一个的比较或欲望中，反而忘记了自己出生以来就拥有的最大资产，就是生命的喜悦。

快乐原本就在我们心中

我们有喜悦的天性！人类生下来就是快乐的！**快乐不是等着我们去取得的事物，而是一种我们本来就已经是的状态**。也因此，我们只能回到快乐。这也是为什么平衡、和谐、谐振的状态，能够自然地带来快乐。当我们平衡时，我们就快乐了。当我们平静时，我们就快乐了。而当我们充满慈悲时，我们也会快乐。所以，快乐原本就在我们心中，是生命最基本的特性。

我们不能变得快乐，而只能维持快乐、记得快乐。换句话说，我们只能维持我们本来就如此，也永远是如此的状态！掌握这个基本认知，不仅能彻底改变我们的生命，还能改变周遭所有人的生命。这种对生命的喜乐，会立即传给周遭的人。无须任何理由、任何动机，我们就能够快乐！

疾病是快乐的反面。维持快乐，疾病就会远离。维持快乐，我们能从过去的疾病康复，快乐是最佳的良药。所以，我过去常强调笑的重要，不断提醒自己去看人生充满喜乐的那一面。笑是一种被我们严重忽略却也最有效的良药！如果我们能够随时维持快乐，人生将和我们所体会的相同！也就是说，我们对生命的认知也会突然转变。

而我们的下一代，在快乐双亲的示范之下，能在人生早期，就学会如何维持与生俱有的快乐。他们眼中的生命将如彩虹般瑰丽，他们的生命也会持续展现他们已经通透的神奇法术。在人生初期得到快乐的滋养，将使他们能带着这份乐观和纯真，持续走在人生的道路上。有着纯真的快乐，他们的生命不仅会更健康，也能为世界带来更好的影响。我们不需将自己的梦想或压力加诸孩子身上，他们自然会成为明日世界的领袖。

43
意识转换

当谈到"意识转换"（altered states of consciousness）时，人们通常会想到"更高层次的意识境界"，而这种境界是须经由深度禅定才能达到的，多数的"禅定"修持者，也都将"转识"视为其无上的修持目标。因而时下的观念也都认为，修禅是达到"意识转换"的途径，而这个转换了的意识境界，是有别于我们平时所认知的意识状态如清醒、睡梦、无意识状态等。而意识转换也成为目前神经生物学和心理学的重要研究课题。

如何不依赖药物的帮助而进入另一层意识状态，让许多神经生物学家尝试去找出许多前所未闻的掌控大脑内部运作的神经放电路径，描绘出一幅脑部电路板的图像。这些崭新的神经网络路径，被认为能够完全说明人类的心理与生物潜能，而这种意识转换的运用，则被视为人类潜能提升的基础。

借此机会，与各位分享另一种关于意识转换的观点。事实上，意识的转换有许多不同形态。一天下来，人们也不断地寻求不同意识状态的体验，例如喝咖啡、阅读新闻时事、看一段电视节目、聊聊八卦、看推理小说、幻想新的工作机会等，这些都是以我们的感官与知觉将自己的注意力集中于某事务上，而能帮助我们去除一成不变的无聊感受。

当然，还有些更集中注意力的调整方式，修习禅定静坐即为一例，通过我们的一两种感官（视、听、嗅、味、触及思虑）而达到专注之境，由六识中的一二识入手，这是时下流行的修习"禅定"的基本教法。待精进修习功深之后，就能到达"意识转换"或一种融入忘我的境界。融入忘我的境界依其专注程度而有层次上的差异。

绝对的专注能与万物合一

当达到绝对的专注时，便能将自我本身与外界事物合而为一，了无分别。因为，在此意识转换的境界中，已不允许有任何主客体之分，顿然进入绝对宁静的状态。对大多数人来说，这种宁静状态是一种未曾有过并能改变生命的体验。

这个世界和日常一切，都是一种动态展现，片刻都脱离不了动态。我们的一切，包括这肉体以及周遭的一切，也都只能在动态中被察觉认知。没有动态，这个熟知的世界就会分崩离析，了无结构，毫无余物。在这个意识转换的过程中，让我们跳出了世间的时、空观念，不再为时、空所限。而这样觉性的持续，不仅消融了自我，也消融了一切，自我感觉扩张，终与宇宙本体合为一体。

但是，也正因意识转换极容易被误解，误认为乃我们心识某种状态的显现，无论境界具有何等启发性与令人兴奋，它还是自我心识的表相，仍属于我们自身体验的范畴，而任何能被体验到的，都是短暂而非永恒的。其仍为因果所限，它只能代表着我们经验领域内某种角度的观点描述而已，我们所理解的一切意义都是整体的一角。能被其他事物所影响而存在或描述的，仅仅是全貌一角而已，不可能是实相的全貌。这些警语提醒我们和其他人，追求"意识转换"除了能提供一个生命的新观点，并不能帮助我们对实相有更进一步的了解。

迥异于一般想法，我认为意识转换境界并不等同灵性成就！许多教导修持的老师们，特别注重意识转换的境界、灵力或某些超自然的现象，以其为衡量灵性成就的指标。然而，这些老师与其门生们，却无以参透每个人终须面临的生死大事。同样地，将大脑剖析成一个个小区，去研究相对应功能的所谓科学方法，也不能增进我们对实相的了解。许多走上探究意识路线的学生，最后都走进了神秘学的修炼领域，虽然这些修炼能引出一些"意识转换"体验，但终究无法触及实相的核心。

对于这个重要课题，请容我提供另一个不同的论点。实相本体是不能追求得到的，也不可能理解得到。实相只能以微妙的暗示表达，一旦诉诸文字，则将失其真意，因为其将落于偏狭的一角。实相包括了所有我们能够理解的，甚至包括超越理解范围之外的。既然如此，我们怎么可能表达实相？实相要去悟得，当悟道的刹那，是无以表达的。

经由这个微妙领悟，我们每个人终会觉醒过来。不管你喜不喜欢，要不要，这是每个人必经之途。一旦理解了这一切，生命的种种追求也会立即平息，进入自我的宁静。这个悟境不是能以思想得来，也不可能追求而得到，它须以福德的累积而成就。

了解到这些，如何去感受与了解生命已不重要，意识转换亦复如是。在日常生活中，我们就能开始目睹并见证奇迹，周遭的一切都变得如此神妙，任何事情的发生绝非偶然！实相本体无所不在，无论事物大小、笼统细微、粗糙精致，真理都在其中。

意识转换的境界无论多高、多么超自然，终究与实相本体无关。**在实相本体之中，本自圆成。当每一刻都生活在此实相本体之中，我们就能学会坦然地接受生命，因为完全地领受生命，我们的每一刻，都能处**

于这圆满的实相悟境之中。

我们学会对这个伟大的"地球号"宇宙飞船呈现无比敬意，并赞颂其神圣之美，其天然的元素，地、水、火、风，都顿然显得生机盎然。置身其间感知一种超自然、奇迹式的美，这是无法只保留给自己的，必须把它分享出去、传达出去。我们的生命因而得到了平衡，在小我及与地球大地的平衡中共振共鸣。唯有此时，生命才能觉醒。

拾贰

教育中的感恩种子

44
全人教育

儿童联盟

孩子是生命的延续、世界的未来。在我们把知识与技能带给孩子时，我们对孩子们的灵性与心理负有更重大的责任。我们期盼所有的孩子皆能在全人教育之下，成为一个具有完整、正向、快乐与奉献人生观的个体。也唯有如此，孩子的身、心、灵才能与宇宙大地和谐于一体。

1999 年我和数十位全球各地的教育专家，共同成立了世界性的"儿童联盟"（Alliance for Childhood），集合了世界最佳儿童教育者的经验和观点，"儿童联盟"希望提供给父母一个与现行课程不同的新选择，帮助孩子们成为情绪稳定且快乐的全人。只要大家认同这样一个好的理念，同时又愿意全心投入，未来必定以我们的孩子为荣。

何谓全人教育？

全人教育（whole person education）的理念是强调教育的范畴应该是整体性的、全面性的，同时考虑到孩子的发展学习需要与顺序，

真原医：21 世纪完整的预防医学

这样培养出来的学童才能在心智及体魄等方面得到健全均衡的发展。换句话说，要让学童不仅学习到各种知识，还要接受道德与正确的生命价值观念，并且启发他们学以致用，帮助具备相关知识以应对现实社会的种种考验，更重要的是拥有追求"真、善、美"的人生目标。在这样的基础上，将来他们就会懂得如何走正确的路，做正确的事，如何面对生活中的危机并转成正面的机会，成为一个健康的全人，愿意服务大众、贡献社会。

所以全人教育并不偏重某一特殊领域，而是讲求全面的、均衡的身心健康发展，跟一般认知的教育理念不同。我认为，只有全人教育才可以真正地让学童充分发挥潜能，并且有足够能力应对一生中的各种考验。正确的教育，必须从做人处事的整体面去考虑与施教，这是仅着重传授技术与知识所无法比拟的。这虽是最传统的，但同时也是最科学、最先进的教育理念。

全人教育的理念是容易了解的，因为全人教育符合最根本的常识，也符合儿童自然发展的过程，所以家长、老师、校长都很容易配合，但是要彻底执行并不容易。因为除了要符合国家要求的学习标准，甚至超过标准，还要把知识以外的人生价值取向（例如对真、善、美的追求）也融入学习，这就需要学生、家长、教师具备共识，全面配合，才能达到良好的效果。

帮助孩童打牢一生所需要的教育基础，这是至关重要的课题，因此任何难关都值得努力设法突破。所谓一分耕耘一分收获，只要能够持之以恒，认真地推动，必定会有良好的效果。而众生本来就是平等的，不应该因贫穷而受困，只要提供相同的机会，每一位学童都应该可以发挥他最高的潜力。

全人教育的精神与重点

首先，全人教育强调"勤劳朴实"。因为凡事唯有勤劳以赴才能求得良好成就。在勤劳的服务精神下，才能体会朴素的重要性，进而养成亲切、踏实与服务人群的态度。要彻底落实全人教育，用正面的、鼓励的方式，其效果会远远超过严肃的、负面的方式。

另一个全人教育的重点是启发、带动大脑的均衡发展。教导逻辑性、解析性的知识，只能带来片面性的教育成果，也可以称之为左脑（逻辑性）的教育。若想激发孩童的创造力，就必须让大脑全面地受到激励与启迪。也因此，我特别重视艺术、文学等具有启发性的活动，用轻松、整体竞赛的方式来培养孩童的兴趣。在艺术方面多鼓励绘画、书法及手工艺的制作，在文学方面我强调朗诵古圣先贤所留下来的珍贵经典，同时以和道德有关的题目作为孩童作文的主题。

"左右脑分工理论"是美国加州理工学院罗杰尔·斯佩里教授（Dr. Roger Sperry）的创见，他以大脑不对称性的洞见而荣获 1981 年诺贝尔医学奖。斯佩里教授称左脑为意识脑，掌握知性、知识、思考、判断、推理、语言、视听嗅味觉等。右脑为本能脑或潜意识脑，它控制了图像化机能（企划力、创造力、想象力）、宇宙共振共鸣机能（第六感、念力、透视力、直觉力、灵感等）、超高速自动演算机能（心算、数算）、超高速大量记忆（速读、记忆力）等。人脑所储存的信息绝大部分在右脑中，而思考的过程则是由左脑提取右脑的数据，将其符号化与语言化。

儿童经典朗读

智慧与道德将是孩子一生最高的追求，而"经典朗读"会是孩子一生受用不尽的最佳方式，也因此，我们将经典朗读纳入"儿童联盟"推

真原医：21世纪完整的预防医学

广的重要项目之一。

鼓励孩子探索古代典籍，通过典籍上古圣先贤的话语，孩子得以接触文化中最富含智慧的部分，让真正觉醒的智慧提供他们生命的方向感。他们会以课本没教的方式来了解生命，直接进入人类历史的智慧传承。

读经和任何宗教都无关，但有趣的是也离不开宗教。在教材部分可以选择各宗教流传下来的经典如佛经、圣经或道经，亚洲的学童可以朗诵大学、论语、老庄、孟子、唐诗或易经等；欧美的学童可以读莎士比亚（Shakespeare）、威廉·布莱克（William Blake）、威廉·华兹华斯（William Wordsworth）、马丁·路德·金（Martin Luther King, Jr.）的《我有一个梦想》（*I Have a Dream*）或《人权宣言》（*Bill of Rights*）等优美的创作。这些都是人类最珍贵的文化起源，蕴含了最高的道德标准与智慧，是值得推荐的教材。

经典朗读是最轻松愉悦的学习方式，每天只需 20 至 30 分钟，无须强迫死背或理解，重要的是活泼愉悦的诵读，也可以用唱儿歌或游戏的方式，让孩子在快乐的气氛下自然熟读。这种教学方式强调"正向鼓励"（positive reinforcement），每次诵读后可以用荣誉贴纸或其他鼓励方式来肯定小朋友的表现，让他们从中获得成就感。在重复的诵读中自然地记住内容，无形中帮助发展记忆力、发音技巧与表达能力，并奠定良好的学习基础。

我观察到孩子诵读 10 至 15 次后，即可轻易地将内容记忆下来。其实幼童有极佳的记忆力，在 7 岁时达到巅峰，7 岁后开始发展理解力或分析力。如果不善加利用，他们会把绝佳的记忆力用于记住电动玩具或其他琐碎的事。在孩子可以快速储存信息的时期，如果能吸收圣贤的思想与智慧，必然终生受用。

现今的教学方式常强调要先理解文义（contextual meaning），其实这个观念是成人为学童设下的限制，太早强迫他们理解或使用分析技巧，反而造成学习的负担与压力。且在阐释文义时，也可能加入了成人主观（甚至不正确）的理解或观感。

读经最不可思议的效果，在于让智者直接和学童对话，引领他们真实面对生命中的顺境或逆境，在不同阶段的成长过程中，这些智慧的话语都将带来不同的启发。

此外，依据我过去推广的经验，用这种轻松的方法，不但会增加孩童文学的能力，还会增强数理的能力，以及加强孩童的注意力与定力，克服注意力障碍，解决现代所普遍面临的学习障碍问题。

经由朗诵可以将孩童的注意力、意识力（听、讲、思考）融合为一，这一点可用最先进的医学研究工具检测。孩童在朗诵的过程，能观察到明显的脑波趋缓现象，可以从快速的 β 波降到 α 波，甚至某些孩童可以达到 θ 波，也就是一般的睡眠波。主要的原因是许多熟练朗诵的孩童，经过几分钟的朗诵过程，甚至可以达到左右脑波同步的合一性。这种脑波同步现象相当罕见，一般是在深度的静坐或者高度创意的状态下才可能产生的。所谓"天才"，通常是处在左右脑波同步的状态，否则不可能充分发挥全脑的潜力。

其实这些观念在国外早已得到认定，我们在 1999 年特别去拜访美国前教育部长本内特博士（Dr. William Bennett），分享读经的经验。他不但认同这种教育的模式，还提供不少佐证，说明欧、美地区在四五十年前就是用它来进行文学教育，只是近几十年来这种传统模式已经被忽略了。本内特博士同时认为，假如朗诵方式可以普及化，将会启发学子未来最需要的创造力与道德观念。

在此，要真诚地感谢许多认同的朋友的支持并协助推广，目前全球各地参加朗读的小朋友已超过 1200 万人，通过此一简易的课程，不但孩子们的行为举止改善，且记忆力、数理或其他学科方面的表现也有进步，对孩子们的身心发展都有显著的帮助。**接触古圣先贤的智慧能帮助建立孩子的道德感，或说造物者所立下的最高道德标准，这不但帮助孩子们心灵的彻底转变，在最高道德标准的长期熏陶下，孩子面对生命中的可能逆境也已做好了准备。**

45
感恩心向下扎根

身心疗愈的重要功课

人类在短短 50 年间的进步比过去几万年的进步还多。从"农业社会"进入"工业社会"，现在更进入"科技社会"，时代的变迁愈来愈快，知识也以爆炸式发展。过去在农业社会时，我们 1 小时内只需动用几个基本的观念（concepts），但今天在 1 分钟内，我们就可能面对许多观念的变化，这对身心的刺激是不可思议的。也因为生活的步调愈来愈紧凑，人们经常是生活在高压力的环境中，如果无法把压力纾解掉，长期下来会使身心失去应有的协调。

而身心失衡的症状呈现之一就是抑郁症，更妥当的说法是躁狂抑郁性精神病（bipolar disorder），从心情上的刺激会演变到对身体各部位的影响，包括内分泌、代谢、免疫、循环、消化等。躁狂抑郁性精神病会变成 21 世纪最主要的健康危机。其实任何年龄都可能面临这个问题，甚至是小孩子。或许大家已经注意到，小朋友的抑郁比例愈来愈高，年龄层却愈来愈低。压力不单指工作上的压力，还包含生活上的种种压力，这和环境的发展或社会的变化有密切的关系。

而全面的真原医则是身心失衡问题的最佳解答。真原医是最古老又最先进的身心灵医学，强调除了均衡饮食、正确的饮水、呼吸、运动、压力调解、情绪管理及睡眠习惯等，最关键的还是心念的转变。心灵与肉体其实是两面一体，但心灵的层面更为微细，也较容易转变或影响，一个简单的念头即可以穿透心。因此，正如前文所说，我不断鼓励大家落实"心的四个功课：感恩、忏悔、希望、回馈"，这些功课不但帮助转变念头及生活态度，更影响了生命价值观。心念的改变能立即带来生理上的彻底转变，这也是身心疗愈最重要的功课。

　　通过心念的转变，感恩、宽容、关怀、体谅等核心情绪能让身、心、灵处于谐振的圆满状态，这谐振的状态帮助我们成长、康复并超越昨日的自己，也是最高层次的觉醒与选择。还是要提醒大家，这一切都是要从心出发！当我们总是保持感恩的念头，用更宽阔的角度看待生命，生活中的大小危机都是可以克服的。

　　有时最简单的方法其实是最好的方法，简单的"谢谢"两个字是表达感恩最直接、最简单的方式，用"谢谢"来感恩我们周遭的人、事、物。每天早晨眼睛一睁开，刷牙、洗脸、照镜子时，就先对自己说"谢谢"，吃饭前停留一秒钟说"谢谢"，到晚上睡前的最后一个念头还是"谢谢"，**除了对孕育万物的大自然应怀有感恩之心，对自己的身体及细胞也该怀有感恩之心。我们的器官与细胞经年累月地默默付出从不曾抱怨，如果我们愿意倾听身体并说声谢谢，细胞也会因这正向的观照而更圆润、更健康。**

感恩系列活动

　　虽然感恩心是不论何时何地都应该要追求的，但任何事都需要有个开始的切入点。为落实感恩观念的推广，我与长庚生物科技的同仁们决定把感恩日定在一个日期，希望借此抛砖引玉带动大家感恩的念头，传递这份感恩与慈悲的力量，借着"感恩日"把感恩心带入另外364天。

为推广这正向的思考频率，我们谨订每年4月的最后一个星期六为"感恩日"，借此提醒大家用感恩、慈悲的心来关怀世界、关怀他人。希望结合大家的力量，把正向、良善的感恩心传递出去。很幸运地，我们有一群志同道合的同事与义工朋友，他们发心并运用私人的时间献身公益，我真诚地感谢这些热心且认同的朋友，一路上协助推广一系列的感恩活动。

每年我们以"感恩""关怀""服务"或"回馈"等正向主题推广感恩创作，举办散文、绘画、新诗创作活动，依创作者的年龄分组，并划拨固定经费颁发奖金或奖品来鼓励得奖者。除了学校的分龄组别外，我们另规划"特殊小朋友组（身心障碍）"，参加者都是肢体较不方便的孩子。或许这些孩子的手脑没有一般学童灵巧，肢体平衡或肌肉发育也不佳，但肢体上的不便从不曾限制住良善感恩的心，不妨碍他们在创作中表达内心的真、善、美。

其实感恩创作活动只是抛砖引玉，重要的是大众的支持与参与，结合大众的力量让良善的感恩种子能在社会各角落扎根。不只是在感恩日当天要感恩大地、关怀他人，其实生活着的每分每秒都要感恩周遭的人事物，生命本身就是件值得感恩的事，希望借由这些感恩创作把感恩的正向能量传递出去。

除了感恩创作活动外，我们另推广了"校园感恩心教育"，不论是校方联系还是教材准备，都是由义工朋友自发性地分工合作。我们运用晨光时间（早自习）与小朋友分享"一切从心出发"与"感谢自己的身体"，让孩子们从感谢并爱惜自己的身体开始做起，进而感谢周遭的人事物与爱地球。目前锁定在小学一至六年级的小朋友，陆续会再推广更多元化的教材至不同年龄层的孩子。

希望通过小朋友的力量将正面的能量带入家庭，在同侪与家人的共同推广下让感恩心向下扎根。我们设计了约 30 分钟轻松活泼的教材，在互动的问答中看到孩子的纯真与赤子之心，孩子的反应永远是最真实的，而孩子们的笑容就是最好的礼物，在校方与家长的热烈支持中我们也理解到这是条正确的路。

配合校园感恩心教育的课程，我们设计了张"立愿卡"，见【图一】，让孩子试着去理解"尊重身体"与"感谢身体"，鼓励孩子用最纯真的言语立愿，宣誓自己会用均衡健康的生活来感谢身体与照顾自己。

如果一个人能对身体充满感恩的念头，自然也能做好忏悔与反省的

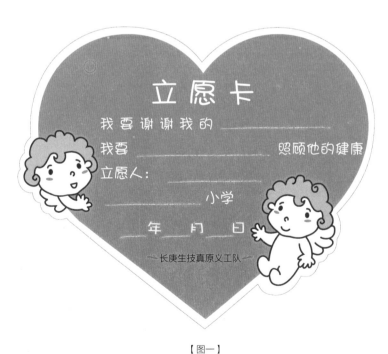

【图一】

教育中的感恩种子

功课，这也是为何我们另规划了"好事坏事记录表"，见【图二】。我十分推荐大小朋友运用这张表格来做到"吾日三省吾身"，在睡前执行简单且真诚的反省功课，把今天实践的好事由上往下填，自我检讨需要改进的项目由下往上填，在反省中我们也重新省视自己的生活态度，也能以更谦和的态度、更开放的心胸来接纳生命中的一切。

转变人生就是这么简单，仅需一个彻底转变的念头。一个感恩的心念就能是转变人生的关键，当心存感恩的念头时，对围绕着的烦恼或生命中的考验也能一笑置之，一念之间我们已抉择了气结郁闷或心开意朗，心又回到原始的纯净，在尘世却已不惹尘埃。重要的是社会大众的支持和参与，让我们一同为社会和谐与美好尽一份心力。

亲爱的家长，您好！

为陪伴孩子正向、健康成长，在孩子每天完成记录表时，

请您协助签名确认。谢谢您~

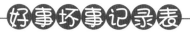

　　我要养成自我反省的好习惯，让自己做的好事越来越多，坏事

越来越少，也谢谢爸爸妈妈给我的鼓励。

	日期	记录表	爸妈签名
好事 ⬇			
坏事 ⬆			

长庚生技真原义工，感恩心校园推广小组

【图二】

教育中的感恩种子

后 记

在汇整本书的过程中，回首在洛克菲勒大学－康奈尔医学院教书的生活仿佛是昨日才发生。21岁的我刚取得生化与医学双博士，发现了"杀伤细胞"如何消灭癌细胞，并大胆地在国际会议中发表这一突破性的观念，引发了各方争议与质疑。年轻的我少不更事，总是凭着直觉与冲劲行事，回想当时实在有些不够成熟。值得安慰的是，经过多年的科学验证与临床实证，30年前一个年轻医师所提出令众人讶异的想法，现今已成为普遍的医学常识。

后来因特别的机缘，我任职美国国家卫生研究院（NIH）癌症研究所咨询委员。其间，投入非传统医学的研究，深入探讨希腊、埃及、印度、中国与俄罗斯等地区的自然疗法，陆续发表了许多非传统医学的相关论文，同样引起医界许多争论。这也是为何多年来，我不断地寻求大众可接受的语言来发表论文。

记得30年前，我提出"细胞观想"（cellular visualization）与"健康细胞观念"（healthy cell concept），认为运用意念来观想细胞，观想的能量会影响细胞的生理、生化结构；而维持益于细胞的平衡环境，才是健康的关键。当时，许多医界的前辈并不认同这些观念，但今天在全球的相关研究或网站都可找到这些观念，也早已普遍地被认同了。我之所以分享这些经验，是为了提醒自己，也为了鼓励年轻的医师们。只要你所持的观念架构（body of knowledge）是正确的，虽然暂时可能让你承受被否定的压力，但不必担心，只要这个观念正确不偏颇，未来的科学必定会为真相做验证。

本书所分享的预防医学观念，其实都只是古人流传千年的常识而已。古人早已理解，人类是几面一体，除了身体（肉体），还有情绪体与心思体等微细体。而疾病的呈现是源自"多元因子"（multi-factorial），并非仅是肉体的失衡而已。所以要充分理解疾病，一定要从多元、全面的角度来剖析。这观点正不正确，就待读者朋友们自行参悟体会了。

借此机会，与各位分享我心中对医学发展的期许。我期许未来的医学发展趋势是"最佳健康的科学与维护"（science and maintenance of optimal health），而医师所扮演的角色是着重在健康的专家而非疾病的专家（doctor of health and not doctor of disease）。同时我也希望，读者朋友们视健康为自己的责任，而非将健康交予他人之手。唯有身体力行均衡的生活方式，包括饮食、运动、呼吸、睡眠等，预防医学才不会仅是理论而已。

最后，还是要不厌其烦地强调，心念转变才是身心疗愈的第一步。唯有心念转变，我们才能生活在和谐与均衡中。执念是最大的心障，但只要一个简单的转念，就能带给我们崭新且真实的生命价值，让我们自在看待无常的顺逆境，虽然身在红尘俗世中，心却澄净不惹尘埃。

附录一

基础螺旋拉伸

运动的目的是促进全面性的健康，因此，尽早、完整、全面且均衡的运动是必备的。在此特别介绍一套完整且深入浅出的运动观念，结合了东、西方的运动精髓——螺旋拉伸运动。

此运动能够按摩到身体各处的肌肉、血管和神经，因而增加代谢效率，移除细胞毒素，因此我们很乐于推广此种融合古人智慧与现代科学的伸展操，只要运用简单的生理原则，能使关节做最大的伸展。依循反复的收缩及放松，帮助人体获得最大的拉伸。

【基础螺旋拉伸】

这是一套运用几个简单、易学的直线及螺旋拉伸动作，将宇宙万物生命形成的螺旋原理融合于课程之中。

在全身放松缓和的状况下，通过拉伸及扭转肌肉和关节，拉伸我们的脊椎，协助整个脊椎骨重新回到正确的位置，同时温和且深层地调整全身关节、肌肉、血管及五脏六腑。

螺旋拉伸最重要的部分在于拉伸到最彻底的状态时，还要维持该姿势并暂停几秒，然后再放松。在彻底拉伸的过程中，我们将能达到全身通畅的效果及动静合一的境界。

真原医：21世纪完整的预防医学

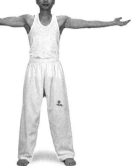

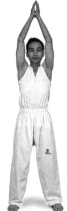

1. 身体放松，两脚张开与肩同宽，慢慢将手臂往上伸展至合掌。

2. 手指相扣，翻掌使掌心朝上，手臂尽量往上往后翻，停留数秒。

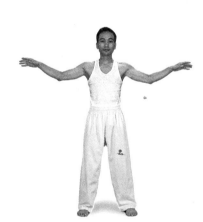

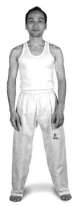

3. 吐气，同时手指松开，双手放松自然垂放下来。

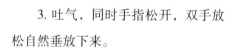

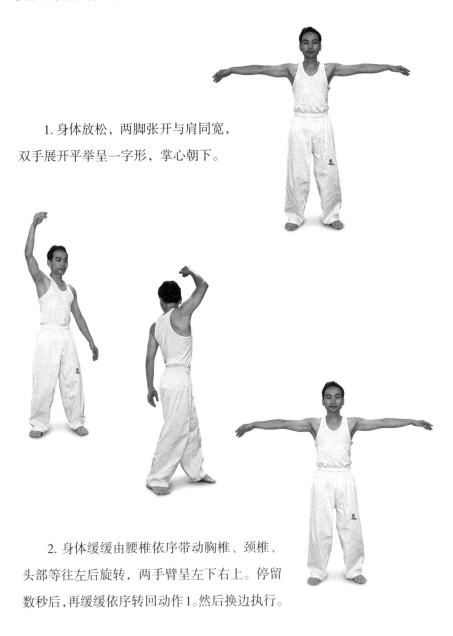

1. 身体放松，两脚张开与肩同宽，双手展开平举呈一字形，掌心朝下。

2. 身体缓缓由腰椎依序带动胸椎、颈椎、头部等往左后旋转，两手臂呈左下右上。停留数秒后，再缓缓依序转回动作1。然后换边执行。

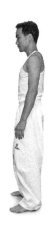

1. 身体放松，两脚张开与肩同宽，肩膀、
手臂放松，自然垂放下来。

2. 下巴轻碰胸口，身体依序由胸椎、腰椎节节缓慢
前俯至弯下腰来，双手触地，同时吐气让肚子放松。

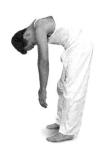
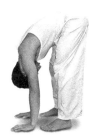

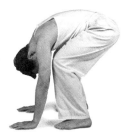
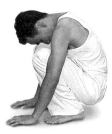

3. 膝盖弯曲，臀部慢
慢往下蹲，肩膀、背部及
腰部放松，停留数秒。

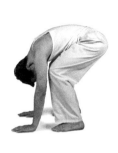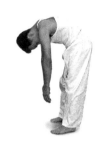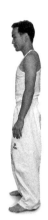

4.缓缓抬高臀部，依序将腰椎、胸椎、颈椎节节拱起后放松站立。

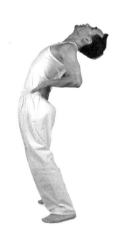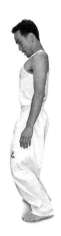

5.将双手摆放下背腰部，缓缓让身体往后仰，停留数秒。再回至动作1。

真原医：21世纪完整的预防医学

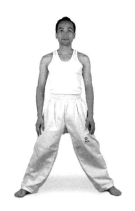

1. 两脚张开比肩宽，双手放松自然垂放下来。

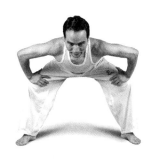

2. 缓缓屈膝，两手置于膝盖上。

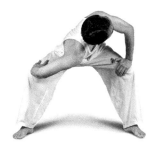

3. 上半身向左依序由腰椎、胸椎、颈椎做躯干扭转，视线看向左上方并停留数秒。

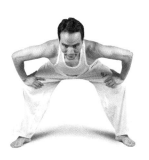

4. 腰椎带动上半身缓缓转回到正面。然后换边执行。

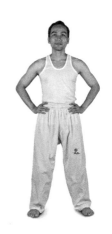

1. 两脚张开与肩同宽，两手叉腰。

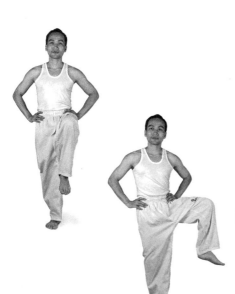

2. 抬左脚，让左膝与左大腿
同高后，将左脚往左侧伸展。

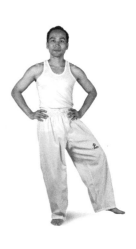

3. 缓缓让左脚垂放下来，脚掌尽量不
着地，并重复数次动作 2、3。然后换边
执行。

真原医：21 世纪完整的预防医学

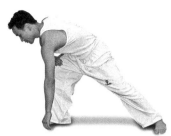

1. 身体朝右前方45度下蹲，呈弓箭步倾斜，右手置于右膝盖上，左手臂放松自然垂放下来。

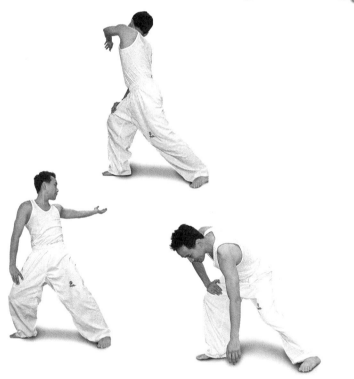

2. 由腰椎带动身体，让左手依序由前往脑后做逆时针画圆，同时眼睛注视手指端移动，重复数次。然后换边执行。

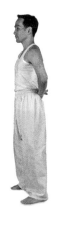
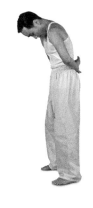
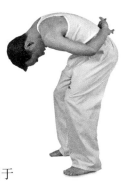

　　1. 两脚张开与肩同宽，双手翻掌使手背贴靠于下背腰部，膝盖微屈，缩腹并含胸拱背，手肘内夹并停留数秒。

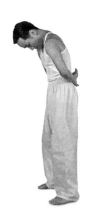
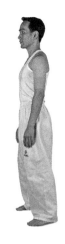

　　2. 上半身由腰椎、胸椎、颈椎等节节缓缓拱起挺直。